Insomnio

Cómo dormir bien por las noches

<u>¡¡IMPORTANTE!!</u>

No tienes los derechos de Reproducción o Reventa de este Producto.

Este Ebook tiene © Todos los Derechos Reservados.

Antes de venderlo, publicarlo en parte o en su totalidad, modificarlo o distribuirlo de cualquier forma, te recomiendo que consultes a los autores, es la manera más sencilla de evitarte sorpresas desagradables que a nadie gustan.

Los autores no pueden garantizarte que los resultados obtenidos por ellos mismos al aplicar las técnicas aquí descritas, vayan a ser los tuyos.

Básicamente por dos motivos:

Sólo tú sabes qué porcentaje de implicación aplicarás para implementar lo aprendido (a más implementación, más resultados).

Aunque aplicaras en la misma medida que ellos, tampoco es garantía de obtención de las mismas ganancias, ya que incluso podrías obtener más, dependiendo de tus habilidades para desarrollar nuevas técnicas a partir de las aquí descritas.

Título:

TABLA DE CONTENIDOS

A todos se nos da desde el nacimiento la capacidad de realizar ciertas funciones corporales. Aunque no entraremos en detalles específicamente, entre esas funciones como comer - está dormir. Cuando somos recién nacidos, podemos dormir - tal vez no por mucho tiempo, pero sabemos cómo dormir.

El sueño es una habilidad innata que normalmente no requiere mucho esfuerzo. Quiero decir, ¿qué tan simple puede ser dormir? Simplemente cierras los ojos, te relajas y te llevas al país de los sueños. Pero para mucha, mucha gente, dormir no es tan fácil como eso.

De acuerdo con el Departamento de Salud y Servicios Humanos de los Estados Unidos, aproximadamente 60 millones de personas sufren de insomnio. En España, son más de 4 millones las personas que sufren trastornos del sueño. La incapacidad de dormir afecta aproximadamente al 40 por ciento de las mujeres y al 30 por ciento de los hombres.

Es una condición desconcertante que lleva a algunas personas al borde de la locura - casi literalmente. Stephen King escribió un libro llamado "Insomnio" en el que el personaje del título se vuelve loco por su incapacidad para descansar y dormir lo suficiente. La película "Club de la lucha" también se basó en gran medida en un personaje principal que tiene insomnio.

Tanta gente tiene este desorden que hay clínicas de sueño en todo el país para ayudar a los que lo padecen.

El sueño está destinado a revivirnos y prepararnos para vivir un día más. Cuando a la gente se le niega el sueño, los efectos pueden ser devastadores. El famoso autor F. Scott Fitzgerald escribió una vez: "Lo peor del mundo es intentar dormir y no hacerlo".

Sin embargo, hay esperanza en superar el insomnio. No es fácil, pero se puede hacer, incluso sin la ayuda de una clínica de sueño profesional.

Dentro de las páginas de este libro, exploraremos el insomnio en profundidad: sus causas y cómo conseguir finalmente una buena noche de sueño.

QUÉ ES EL INSOMNIO

El insomnio es la sensación de cansancio diurno y de disminución del rendimiento causada por un sueño insuficiente. En general, las personas con insomnio experimentan una incapacidad para dormir a pesar de estar cansadas, un sueño ligero y agitado que les deja fatigados al despertar, o se despiertan demasiado temprano.

Se está debatiendo la cuestión de si el insomnio es siempre un síntoma de alguna otra condición física o psicológica o si en algunos casos es un trastorno primario por sí mismo.

Los síntomas comunes del insomnio incluyen:

- ✓ Sentirse cansado durante el día
- ✓ Tener dolores de cabeza frecuentes
- ✓ Irritabilidad
- ✓ Falta de concentración
- ✓ Despertarse sintiéndose cansado y no refrescado
- ✓ Dormir mejor fuera de casa
- ✓ Tardar más de 30 o 40 minutos en dormirse
- ✓ Despertarse repetidamente durante la noche
- ✓ Despertarse demasiado pronto y no poder volver a dormirse.
- ✓ Ser capaz de dormir sólo con la ayuda de pastillas para dormir o alcohol

Los insomnes se quejan a menudo de no poder cerrar los ojos o descansar la mente durante cualquier período de tiempo. Este autor ciertamente sabe lo que es tener la mente acelerada a la hora de dormir. En nuestro mundo lleno de estrés, a menudo estamos plagados de listas de tareas pendientes en nuestras cabezas. Cuando hay tranquilidad y es hora de dormir, mucha gente tiene problemas para dejar de lado esas listas de cosas por hacer en favor de la tierra de los sueños.

Los tipos artísticos afirman que obtienen sus mejores ideas por la noche mientras están en la cama tratando de dormir. Un erudito incluso dijo que si un hombre tuviera tantas ideas durante el día como cuando tiene insomnio, haría una fortuna. Eso puede ser cierto, pero eventualmente, la falta de sueño tendrá su efecto.

La peor parte del insomnio es querer dormir pero no poder hacerlo. La mente corre y no puede descansar y eso lo hace demasiado cansado y apenas capaz de funcionar al día siguiente. A veces el insomnio dura más que unas pocas noches.

El insomnio, generalmente temporal, se suele categorizar por su duración:

El **insomnio transitorio** dura unos pocos días.

El **insomnio de corta duración** no dura más de tres semanas.

El **insomnio crónico** se produce cuando se presentan las siguientes características:

- Cuando una persona tiene dificultad para dormirse, para mantener el sueño o tiene un sueño no reparador durante al menos tres noches a la semana durante un mes o más.
- Además, el paciente está angustiado y cree que el funcionamiento diario normal se ve afectado por la pérdida de sueño.

El insomnio crónico también puede ser primario o secundario, dependiendo de la causa:

- El insomnio crónico primario se produce cuando es la única queja de un paciente.
- El insomnio crónico secundario es causado por condiciones médicas o psiquiátricas, drogas o trastornos emocionales o psiquiátricos.

Algunos tipos comunes de insomnio secundario incluyen:

- La **apnea del sueño** es un trastorno del sueño causado por la dificultad para respirar durante el sueño. Los principales suspiros de la apnea del sueño son los ronquidos fuertes y persistentes y las largas pausas frecuentes en la respiración durante el sueño, seguidas de asfixia o jadeos para respirar. Para obtener más información, visita www.sleepapnea.org.
- El **síndrome de las piernas inquietas** es un trastorno del sueño caracterizado por sensaciones desagradables (arrastre, ardor, picor, tirones o tirones) en las piernas o los pies, que se producen principalmente por la noche y por la noche. El movimiento de las piernas tiende a aliviar la sensación desagradable temporalmente. Para obtener más información, visita www.rls.org.
- Los **trastornos del ritmo circadiano o del horario de sueño** son trastornos del sueño causados por tener horarios de sueño y de vigilia que no coinciden con su horario de sueño natural. Las personas que trabajan en el turno de noche pueden sufrir este problema
- **Insomnio debido a condiciones médicas**: Muchos problemas médicos comunes y los medicamentos que los tratan pueden causar insomnio, incluyendo alergias, artritis, enfermedades cardíacas, hipertensión, asma, enfermedad de Parkinson, trastorno por déficit de atención e hiperactividad o hipertiroidismo. Las molestias físicas (por ejemplo, el dolor crónico) también pueden causar problemas para dormir.
- **Insomnio debido al uso o la abstinencia de sustancias**: Muchas drogas y medicamentos pueden causar alteraciones del sueño, ya sea al tomarlos o al retirarlos. El alcohol, los

estimulantes, los sedantes e incluso el uso prolongado de medicamentos para dormir pueden causar insomnio.

- **Insomnio debido a un problema emocional**: El insomnio puede ser un síntoma de una serie de dificultades emocionales. Si usted encuentra que se preocupa excesivamente por numerosos asuntos menores o si ha experimentado tristeza o una pérdida de interés en las actividades durante varias semanas, consulte a su médico.

El insomnio también puede definirse en términos de incapacidad para dormir en los momentos convencionales. Los siguientes son ejemplos y se denominan trastornos del ritmo circadiano.

- Síndrome de fase de sueño retardado. El síndrome de fase de sueño retardado es el término para un reloj circadiano que funciona tarde, pero de forma fiable. Las personas que tienen esta condición (generalmente adolescentes) se duermen muy tarde en la noche o en las primeras horas de la mañana, pero luego duermen normalmente

- Síndrome del Sueño Avanzado. Este síndrome tiende a desarrollarse en personas mayores; produce somnolencia excesiva por la mañana y un despertar indeseado temprano en la mañana.

Podría ser útil para usted si miramos los patrones básicos de sueño y cómo los médicos son capaces de identificar problemas específicos basados en lo que ya saben sobre el sueño.

EL CICLO DEL SUEÑO

El sueño suficiente y reparador es una necesidad humana tan básica como la comida, vital para el bienestar emocional y físico. En los últimos años, los científicos han hecho grandes progresos en la identificación de patrones y funciones de la actividad cerebral durante el sueño.

El ciclo diario de la vida, que incluye el sueño y la vigilia, se denomina ritmo circadiano (que significa "alrededor de un día"), comúnmente conocido como el reloj biológico. Cientos de funciones corporales siguen los relojes biológicos, pero el dormir y el despertar son los ritmos circadianos más prominentes.

Las señales de luz que llegan a través de los ojos reajustan los ciclos circadianos cada día. La respuesta a las señales de luz en el cerebro es un factor clave para el sueño y para mantener un ritmo circadiano normal.

Las señales de luz viajan a un pequeño grupo de nervios en el hipotálamo en el centro del cerebro, el reloj maestro del cuerpo, que se llama el núcleo suprapiramático o SCN. Este grupo de nervios toma su nombre de su ubicación, que está justo encima (supra) del quiasma óptico. El quiasma óptico es una importante unión de nervios que transmiten información sobre la luz de los ojos.

La llegada del atardecer cada día hace que el SCN señale a la glándula pineal cercana (llamada así porque se asemeja a un pino) que produzca la hormona melatonina.

La melatonina es una importante hormona liberada en el cerebro que algunos expertos creen que es crítica para el establecimiento del tiempo del cuerpo. Cuanto más tiempo esté una persona en la oscuridad, más tiempo se segrega la melatonina. Los niveles bajan después de permanecer en la luz brillante. Se están realizando investigaciones para determinar si los altos niveles de melatonina provocan el sueño, independientemente de que esté oscuro.

Los ciclos de sueño y vigilia en los humanos están diseñados para producir actividad durante el día y sueño por la noche. También hay un pico natural de somnolencia al mediodía, la tradicional hora de la siesta. El ciclo de sueño y vigilia es de aproximadamente 24 horas. Si se confina en apartamentos sin ventanas, sin relojes u otras señales de tiempo, durmiendo y despertando según lo dicten sus cuerpos, los humanos típicamente viven en ciclos un poco más largos que las 24 horas.

En los estudios del sueño, los sujetos pasan aproximadamente un tercio del tiempo que duermen, lo que sugiere que la mayoría de las personas necesitan unas ocho horas de sueño cada día. Los bebés pueden dormir hasta 16 horas al día. Sin embargo, los adultos difieren en la cantidad de sueño que necesitan para sentirse bien descansados.

Los ritmos diarios se entrelazan con una serie de factores biológicos y físicos que pueden interferir o cambiar los patrones individuales. Por ejemplo, el disparo de las células nerviosas en el cerebro puede ser más rápido o más lento en diferentes individuos. Tales diferencias son fracciones de segundo, pero pueden causar variaciones en el tipo, el tiempo y la duración del sueño de una persona.

En las mujeres, su ciclo menstrual mensual puede cambiar el patrón de sueño/vigilia. Los cambios de estación o las diversas exposiciones a la luz y a la oscuridad a menudo alteran el patrón de sueño.

La importancia de la luz solar como señal de los ritmos circadianos se ve dramatizada por los problemas que experimentan las personas totalmente ciegas: comúnmente sufren problemas de sueño y otras alteraciones del ritmo.

El sueño consiste en dos estados distintos que se alternan en ciclos y reflejan niveles diferentes de actividad de las células nerviosas del cerebro. Durante una noche de sueño normal, uno progresa a través de estas etapas unas cinco o seis veces:

Sueño sin movimientos oculares rápidos El sueño sin movimientos oculares rápidos también se denomina sueño tranquilo. El sueño no REM se subdivide en tres etapas de progresión:

- Etapa 1 (sueño ligero).
- Etapa 2 (llamado sueño verdadero).
- Etapa 3 a 4 (sueño profundo de "ondas lentas" o sueño delta).

Con cada etapa descendente, el despertar se hace más difícil. No se sabe qué es lo que gobierna el sueño no-REM en el cerebro. Un equilibrio entre ciertas hormonas, particularmente las hormonas de crecimiento y de estrés, puede ser importante para el sueño profundo.

El sueño con movimientos oculares rápidos (REM) se denomina sueño activo y la mayoría de los sueños vívidos ocurren durante esta etapa. La actividad cerebral del sueño REM es comparable a la de la vigilia, pero los músculos están virtualmente paralizados, lo que posiblemente impide a las personas actuar en sus sueños.

De hecho, excepto los órganos vitales como los pulmones y el corazón, los únicos músculos que no se paralizan durante el sueño REM son los músculos de los ojos. El sueño REM puede ser crítico para el aprendizaje y para la regulación del estado de ánimo en el día a día. Cuando la gente está privada de sueño, sus cerebros deben trabajar más duro que cuando están bien descansados.

El ciclo entre el sueño tranquilo (NREM) y el activo (REM) sigue generalmente el mismo patrón. Después de unos 90 minutos de sueño no REM, los ojos se mueven rápidamente detrás de los párpados cerrados, dando lugar al sueño REM. A medida que el sueño progresa, el ciclo NREM/REM se repite. Con cada ciclo, el sueño no REM se hace progresivamente más ligero y el sueño REM se hace progresivamente más largo, durando desde unos minutos al principio del sueño hasta quizás una hora al final del episodio de sueño.

Parece bastante simple y básico, ¿no? Después de todo, no tenemos que aprender a dormir, es algo que sabemos hacer automáticamente, pero algunas personas todavía tienen problemas. ¿Por qué?

QUÉ CAUSA EL INSOMNIO

Si bien no hay una razón única por la que algunas personas no puedan dormir, la mayoría de los expertos están de acuerdo en que el insomnio es provocado por el estrés, la ansiedad, los medicamentos y/o la cafeína, entre otras cosas. El insomnio transitorio y de corta duración tiene muchas causas.

Una reacción al cambio o al estrés es una de las causas más comunes del insomnio transitorio y a corto plazo. Esta condición se conoce a veces como trastorno del sueño de adaptación.

El factor desencadenante puede ser un evento importante o traumático como el siguiente:

- Una enfermedad aguda.
- Lesión o cirugía.
- La pérdida de un ser querido.
- La pérdida de un trabajo.

El insomnio temporal también podría desarrollarse después de un evento relativamente menor, incluyendo lo siguiente:

- Extremos en el clima.
- Un examen en la escuela.
- Viajar.
- Problemas en el trabajo.

En tales casos, el sueño normal casi siempre vuelve cuando la condición se resuelve, el individuo se recupera del evento, o la persona se aclimata a la nueva situación. Se necesita tratamiento si la somnolencia interfiere con el funcionamiento o si continúa durante más de unas pocas semanas.

Las fluctuaciones de las hormonas femeninas juegan un papel importante en el insomnio de las mujeres a lo largo de sus vidas. Este tipo de insomnio suele ser temporal.

La hormona progesterona promueve el sueño. Los niveles de esta hormona descienden durante la menstruación, causando insomnio. Cuando se elevan durante la ovulación, las mujeres pueden tener más sueño del habitual.

Durante el embarazo, los efectos de los cambios en los niveles de progesterona en el primer y último trimestre pueden interrumpir los patrones normales de sueño.

El insomnio puede ser un problema importante en las primeras fases de la menopausia, cuando las hormonas fluctúan intensamente. El insomnio durante este período puede deberse a diferentes factores que se producen.

En algunas mujeres, los sofocos, la sudoración y la sensación de ansiedad pueden despertar a las mujeres de forma repentina y frecuente por la noche durante los primeros meses de la menopausia. En tales mujeres, la terapia de reemplazo hormonal puede ser beneficiosa.

El insomnio también puede perpetuarse por la angustia psicológica provocada por este paso de la vida. En la mayoría de los casos, el insomnio es temporal. Los casos de insomnio crónico en mujeres después de los 50 años tienen más probabilidades de deberse a otras causas

En un estudio, el 20% de los adultos informaron que la luz, el ruido y las temperaturas incómodas causaban su insomnio.

Dependiendo de la hora del día, demasiada o muy poca luz puede interrumpir el sueño. Es bien sabido que el reloj circadiano biológico de una persona se activa por la luz del sol y la luz artificial muy brillante para mantener la vigilia. Un estudio indicó que incluso la luz artificial más tenue puede perturbar el sueño.

La exposición insuficiente a la luz durante el día, como ocurre en algunos pacientes ancianos discapacitados que rara vez se aventuran a salir, también puede estar relacionada con las alteraciones del sueño. Un estudio sugiere que cuando una persona se expone a la luz brillante del día, los niveles de melatonina aumentan en respuesta a la oscuridad de la noche, lo que ayuda al sueño.

La cafeína suele perturbar el sueño. La nicotina puede causar vigilia. Dejar de fumar también puede causar insomnio transitorio. De hecho, se ha sugerido que, si se pudiera mejorar el sueño durante la abstinencia de fumar, entonces quizás sería más fácil dejar de fumar.

Los hábitos de sueño de su pareja también pueden causar insomnio. En una encuesta de 1999, el 17% de las mujeres y el 5% de los hombres informaron de que los hábitos de sueño de su pareja afectaban a su propio sueño. Los ronquidos pueden ser un factor en el insomnio de la pareja. De hecho, en la misma encuesta el 44% de los hombres y el 36% de las mujeres reportaron roncar algunas noches a la semana y de aquellos que roncaban, el 19% podían ser escuchados a través de una puerta cerrada.

El insomnio es un efecto secundario de muchos medicamentos comunes, incluidos los preparados de venta libre que contienen cafeína. Las personas que sospechen que sus medicamentos les están haciendo perder el sueño deben consultar con un médico o farmacéutico.

El insomnio crónico también puede tener raíces profundas. En muchos casos, no está claro si el insomnio crónico es un síntoma de alguna condición física o psicológica o si es un trastorno primario por sí mismo. En la mayoría de los casos, la colaboración de las condiciones psicológicas y físicas provoca la falta de sueño.

El insomnio psicofisiológico es la puerta giratoria del insomnio:

- Un episodio de insomnio transitorio interrumpe el ritmo circadiano de la persona.
- El paciente comienza a asociar la cama no con el descanso y la relajación sino con la lucha por dormir. Surge un patrón de falta de sueño.
- Con el tiempo, este evento se repite, y la hora de dormir se convierte en una fuente de ansiedad. Una vez en la cama, el paciente reflexiona sobre la incapacidad de dormir y la pérdida de control mental. Todos los intentos de dormir fallan.
- Una vez establecido este ciclo, el insomnio se convierte en una profecía autocumplida que puede persistir indefinidamente.

A veces la ansiedad y la incapacidad para dormir se remontan a la infancia, cuando los padres utilizaban diversas amenazas para obligar a sus hijos a dormir, para las que tal vez no estaban preparados.

El dolor y la incomodidad de una lesión, enfermedad o incapacidad también pueden afectar el sueño. Entre los muchos problemas médicos que pueden causar insomnio se encuentran: alergias, artritis, cáncer, enfermedades cardíacas, enfermedad de reflujo gastroesofágico, hipertensión, asma y ADHD.

Cuando las personas tienen dolor o están enfermas, generalmente tienen medicamentos que les ayudan a superar los incómodos síntomas. Desafortunadamente, muchos de estos medicamentos también pueden causar la aparición o el empeoramiento del insomnio. Incluyen: nicotina, algunos antidepresivos, beta-bloqueadores, etc.

Un gran porcentaje de los casos de insomnio crónico demuestran tener una base psicológica o incluso psiquiátrica. Los trastornos que más frecuentemente causan insomnio son los siguientes: ansiedad, depresión y trastorno bipolar.

Sin embargo, cabe señalar que el insomnio puede causar problemas emocionales, y a menudo no está claro qué condición ha desencadenado la otra, o si las dos condiciones, de hecho, tienen una fuente común.

La ansiedad representa casi el 50% de los casos de insomnio crónico. Sentirse tenso y ansioso puede impedir que se relaje lo suficiente como para dormir.

Una encuesta nacional del Departamento de Salud y Servicios Humanos de los Estados Unidos encontró que el 47% de los que informaron sobre insomnio severo también reportaron sentir un alto nivel de angustia emocional. Puede ser que te pongas tan tenso e inquieto durante un día duro en el trabajo que ni siquiera esperes dormir bien por la noche.

Se estima que entre el 10% y el 15% de los casos de insomnio crónico se deben al abuso de sustancias, especialmente alcohol, cocaína y sedantes. Una o dos bebidas alcohólicas en la cena, para la mayoría de las personas, representa poco peligro de alcoholismo y puede ayudar a reducir el estrés e iniciar el sueño.

Sin embargo, el exceso de alcohol o el alcohol utilizado para promover el sueño tiende a fragmentar el sueño y a provocar la vigilia unas horas más tarde. También aumenta el riesgo de otros trastornos del sueño, como la apnea del sueño y las piernas inquietas. Los alcohólicos suelen sufrir insomnio durante el síndrome de abstinencia y, en algunos casos, durante varios años durante la recuperación.

Varios estudios han informado de que el trabajo por turnos altera el ritmo circadiano del cuerpo y han sugerido que esos cambios podrían provocar insomnio crónico. Un estudio encontró que el 53% de los trabajadores de turno de noche se duermen en el trabajo por lo menos una vez a la semana, lo que implica que sus relojes internos no se ajustan a horarios de trabajo inusuales.

También corren un riesgo mucho mayor que otros trabajadores de sufrir accidentes automovilísticos debido a su somnolencia y también pueden tener un mayor riesgo de problemas de salud en general. Un estudio japonés que informa sobre diferentes aspectos del insomnio encontró que el trabajo excesivo con computadoras estaba asociado con todas las formas de insomnio. Las personas que estaban excesivamente involucradas en su trabajo tendían a tener problemas para conciliar el sueño y tendían a despertarse antes que el promedio.

Los niveles persistentemente altos de hormonas del estrés, en particular el cortisol, pueden ser factores clave en muchos casos de insomnio crónico, en particular el insomnio relacionado con el envejecimiento y los trastornos psiquiátricos. Los altos niveles de cortisol reducen el sueño REM. Los niveles anormales de otros factores biológicos también pueden desempeñar un papel en situaciones específicas.

Un desequilibrio en hormonas específicas importantes en el sueño se ha asociado con el envejecimiento y puede ser en parte responsable de la mayor incidencia de insomnio en las personas mayores. Las personas mayores experimentan niveles más altos de las principales hormonas del estrés (cortisol y adrenocorticotropina) durante la noche. ¿Por qué?

El envejecimiento normal se asocia con un embotamiento de los aumentos regulares y cíclicos de la hormona de crecimiento. Esta hormona, que normalmente se segrega a altas horas de la noche, se asocia no sólo con el crecimiento sino también con un sueño profundo y de ondas lentas. Las personas mayores generalmente tienen menos sueño de ondas lentas.

Los niveles de melatonina, la hormona secretada por la glándula pineal, son más bajos en las personas mayores. Algunas investigaciones sugieren que las personas mayores pueden tener niveles más bajos en general, simplemente porque muchos permanecen mayormente dentro y fuera de la luz solar normal.

A pesar de tales observaciones, varios estudios no informan de un mayor riesgo de insomnio en los adultos mayores que no tienen ningún problema físico o mental concomitante.

También puede haber un vínculo genético con el insomnio. Los problemas de sueño parecen ser hereditarios; aproximadamente el 35% de las personas que padecen insomnio tienen antecedentes familiares positivos, siendo la madre el miembro de la familia más comúnmente afectado. No obstante, debido a que son tantos los factores que intervienen en el insomnio, es difícil definir un componente genético.

Así que hemos visto que puede haber muchas razones por las que algunas personas simplemente no pueden dormir. ¿Este trastorno afecta a ciertas personas más que a otras?

QUIÉN TIENE INSOMNIO

Los estudios estiman que entre un cuarto y un tercio de los adultos americanos y europeos experimentan algún tipo de insomnio cada año, y que entre el 10% y el 20% de ellos sufren un grave insomnio. Sin embargo, a pesar de este problema generalizado, los estudios sugieren que sólo alrededor del 30% de los adultos estadounidenses que visitan a su médico hablan de problemas de sueño. Por el contrario, parece que los médicos rara vez preguntan a los pacientes sobre sus hábitos o problemas de sueño.

Los estudios informan que los factores de riesgo más fuertes para el insomnio son los problemas psiquiátricos, en particular la depresión, y las quejas físicas, como los dolores de cabeza y el dolor crónico que no tienen una causa identificable (llamados síntomas somáticos). Alrededor del 90% de las personas con depresión tienen insomnio.

Además, el insomnio y la depresión suelen coincidir con síntomas somáticos, en particular el dolor crónico. De hecho, el insomnio empeora el dolor crónico incluso en las personas que no están deprimidas. Los dolores de cabeza que se producen durante la noche o temprano en la mañana pueden en realidad ser causados por trastornos del sueño. En un estudio, los pacientes que tenían estas quejas fueron tratados sólo por el trastorno del sueño, y más del 65% informó que sus dolores de cabeza se habían curado.

En general, el insomnio es más común en las mujeres que en los hombres, aunque los hombres no son inmunes al insomnio. La eficiencia del sueño se deteriora por igual en hombres y mujeres a medida que envejecen.

Un estudio importante sugirió que a medida que los hombres pasan de los 16 a los 50 años, pierden alrededor del 80% de su sueño profundo. Durante ese período, el sueño ligero aumenta y el sueño REM permanece sin cambios. (El estudio no utilizó a las mujeres como sujetos, y hay algunas pruebas que sugieren que no están tan afectadas). Después de los 44 años, el sueño REM y el sueño total disminuyen y los despertares aumentan.

Las mujeres adultas más jóvenes sufren de insomnio debido a factores culturales y biológicos. Como ya hemos examinado, una serie de eventos hormonales pueden perturbar el sueño, incluyendo el síndrome premenstrual, la menstruación, el embarazo y la menopausia. Todas estas condiciones son naturales, y en la mayoría de los casos la vigilia asociada a ellas es temporal y puede mejorarse con la higiene y el tiempo de sueño.

Después del parto, la mayoría de las mujeres desarrollan una gran sensibilidad a los sonidos de sus hijos, lo que hace que se despierten con facilidad. Las mujeres que han tenido hijos duermen menos eficientemente que las que no los han tenido. Es posible que muchas mujeres nunca desaprendan esta sensibilidad y continúan despertando fácilmente mucho después de que los niños hayan crecido.

Después de la menopausia las mujeres son susceptibles a las mismas causas ambientales y biológicas del insomnio que los hombres. Las mujeres mayores a las que no les molesta el insomnio tienden a dormir más y mejor que los hombres no insomnes de su misma edad.

Otros grupos de personas que tienen probabilidades de padecer insomnio son los que viajan con frecuencia, especialmente cuando cruzan líneas de tiempo, los que padecen el síndrome de estrés postraumático y los individuos con lesiones cerebrales.

La mayoría de las personas duermen alrededor de 7 horas por noche. Los médicos sugieren que descansemos 8 horas completas. La razón es que estamos mucho más alerta mentalmente cuando dormimos bien. Sin ese sueño, los riesgos pueden ser enormes.

LA GRAVEDAD DEL INSOMNIO

Un estudio realizado en 2002 sobre los hábitos de sueño de más de un millón de personas informó de que las personas que dormían siete horas por noche disfrutaban de la mayor duración de vida. Los que dormían 8 horas o más o 6 horas o menos tenían tasas de mortalidad más altas. Las personas con insomnio no tenían tasas de mortalidad elevadas, lo que apoyaba las pruebas anteriores. Sin embargo, las personas que tomaban pastillas para dormir sí tenían tasas de supervivencia más bajas.

El insomnio prácticamente nunca es letal, excepto en casos raros, como el trastorno genético llamado insomnio familiar mortal. Esta rara enfermedad cerebral degenerativa se desarrolla en la edad adulta tardía. Es progresiva y el individuo desarrolla un insomnio intratable, que finalmente se convierte en mortal.

Hasta 200.000 accidentes automovilísticos en los EE.UU. y 1.500 muertes por estos accidentes son causados por la somnolencia. Los estudios continúan informando que conducir con sueño es tan arriesgado como conducir borracho. Las estimaciones sobre la fatiga como causa de los accidentes automovilísticos oscilan entre el 1% y el 56%, dependiendo del estudio.

En una gran encuesta de 1995, por ejemplo, el 33% de los encuestados dijeron que se habían dormido mientras conducían y el 10% de estas personas habían tenido accidentes debido a esto. Un estudio sugirió fuertemente que era la somnolencia habitual, sin embargo, y no sólo el estar somnoliento en el momento de un accidente lo que pone a la gente en mayor riesgo.

En las encuestas realizadas en 2001 y 2002 se informó de que las personas con insomnio grave tenían una calidad de vida casi tan mala como la de las personas con enfermedades crónicas, como la insuficiencia cardíaca. En esos estudios no se incluyó a las personas con depresión o ansiedad conocidas.

Además de tener más somnolencia diurna, las personas con insomnio se quejaron de más problemas de atención y memoria en comparación con las personas que dormían bien. Los insomnes también experimentan más irritabilidad, errores en el trabajo y una relación más pobre con su familia que las personas que duermen bien.

El insomnio puede tener un efecto en sus conductas de vigilia, como el rendimiento laboral y el pensamiento. De hecho, los trastornos del sueño probablemente empeoren algunos comportamientos de la siguiente manera:

- **Reducción de la concentración**. Algunos expertos informan que la privación del sueño profundo afecta la capacidad del cerebro para procesar información.
- **Deterioro en el desempeño de las tareas**. Un estudio informó que la falta de dos o tres horas de sueño todas las noches durante una semana perjudicó significativamente el rendimiento y el estado de ánimo. Un estudio australiano informó que 17 horas de privación de sueño causan niveles de rendimiento deficiente comparables a los encontrados en personas que tienen niveles de alcohol en la sangre de 0,10%, un nivel que define la intoxicación en muchos estados de los Estados Unidos.
- **Efecto en el aprendizaje**. No está claro si el insomnio afecta significativamente al aprendizaje. Algunos estudios han reportado problemas de memorización, aunque otros no han encontrado diferencias en los resultados de las pruebas entre las personas con pérdida temporal de sueño y las que tienen sueño completo.

Ya le hemos dicho que el estrés y la depresión son las principales causas de insomnio; sin embargo, la falta de sueño también puede aumentar la actividad de las hormonas y las vías del cerebro que pueden producir problemas emocionales.

Incluso alteraciones modestas en los patrones de vigilia y sueño pueden tener efectos significativos en el estado de ánimo de una persona. El insomnio persistente puede incluso predecir el desarrollo futuro de trastornos emocionales en algunos casos. De hecho, algunos investigadores están estudiando la posibilidad de prevenir los trastornos psiquiátricos mediante el reconocimiento y el tratamiento tempranos del insomnio.

De hecho, la incapacidad para dormir puede ser una causa importante de depresión. Las señales para buscar esa relación entre el insomnio y la depresión incluyen:

- despertarse en medio de la noche o temprano en la mañana y ser incapaz de volver a dormir
- pérdida de interés, energía y apetito
- la agresión y el comportamiento antisocial
- dolores que no tienen explicación física

Aunque el alcohol y el abuso de sustancias pueden causar insomnio, las condiciones pueden revertirse. Por ejemplo, una encuesta de 1999 reportó que el 14% de los adultos americanos usan alcohol dentro del mes para ayudarles a dormir, con un 2.5% reportando el uso frecuente de alcohol para reducir el sueño

Aunque ha habido cierta preocupación de que el insomnio pueda aumentar el riesgo de problemas cardíacos, pocas pruebas han respaldado ningún peligro significativo. En un estudio se informó de signos de actividad del corazón y el sistema nervioso en personas con insomnio crónico que podrían poner a esas personas en peligro de sufrir enfermedades coronarias.

Sin embargo, si existe, este aumento del peligro es muy modesto en comparación con otros factores de riesgo de enfermedades cardíacas. En otro informe se sugirió que las quejas de sueño en las personas de edad sin enfermedad coronaria predecían un primer ataque cardíaco. Sin embargo, los trastornos del sueño en esos casos pueden haber sido un marcador de depresión, que es un factor de riesgo de ataques cardíacos en las personas de edad.

No hay duda de que el insomnio puede pasar factura al cuerpo humano. La falta de sueño hace algo más que cansarnos. Si el trastorno existe durante un período de tiempo, puede tener graves consecuencias para la salud. Podemos darle todo tipo de señales para ver si tiene insomnio, pero muchas veces, ir a un profesional.

DIAGNÓSTICO DE INSOMNIO

El diagnóstico de la alteración del sueño y su causa es el paso más importante para restaurar un sueño saludable. Sin embargo, hay poco acuerdo, incluso entre los expertos, sobre los mejores métodos para evaluar eficazmente el insomnio de un paciente.

Una de las principales dificultades para diagnosticar este problema es su naturaleza subjetiva. Un estudio demostró que no había diferencia en los comportamientos de sueño entre las personas que decían ser insomnes y las que no lo eran.

Las personas que creen tener insomnio pueden haber tenido frecuentes y breves despertares durante el sueño que perciben como si estuvieran continuamente despiertos. Algunos expertos recomiendan, sin embargo, que cualquier persona debe ser tratada agresivamente si cree que tiene insomnio y además sufre de fatiga diurna y de problemas de concentración y memoria.

Se dispone de varios cuestionarios para determinar si un paciente tiene insomnio u otros trastornos del sueño. Por ejemplo, el médico puede hacer las siguientes preguntas:

- ¿Cómo se describiría el problema de sueño?
- ¿Cuánto tiempo hace que se experimenta el problema de sueño?
- ¿Cuánto tiempo tarda en dormirse?
- ¿Cuántas veces por semana ocurre?
- ¿Qué tan descansado es el sueño?
- ¿La dificultad radica en dormirse o en despertarse temprano?
- ¿Cómo es el entorno de sueño (ruidoso, no lo suficientemente oscuro)?

- ¿Cómo afecta el insomnio al funcionamiento diurno?
- ¿Qué medicamentos se están tomando (incluyendo el uso de automedicación para el insomnio, tales como hierbas, alcohol y medicamentos de venta libre o con receta médica)?
- ¿Está el paciente tomando o dejando de tomar estimulantes, como el café o el tabaco?
- ¿Cuánto alcohol consume al día?
- ¿Qué estrés o factores emocionales pueden estar presentes?
- ¿Ha experimentado el paciente algún cambio significativo en su vida?
- ¿Ronca o jadea el paciente durante el sueño (una indicación de apnea del sueño)?
- ¿Tiene el paciente problemas en las piernas (calambres, fasciculaciones, sensaciones de arrastre)?
- Si hay un compañero de cama, ¿su comportamiento es angustiante o perturbador?
- ¿Es el paciente un trabajador por turnos?

Se puede sugerir que lleve un diario de sueño para llevar un registro de sus hábitos de sueño. Todos los días durante dos semanas, el paciente debe registrar toda la información relacionada con el sueño, incluidas las respuestas a las preguntas anteriores que se describen a diario. Un compañero de cama puede ayudar agregando sus observaciones sobre el comportamiento de sueño del paciente.

Esto es lo que debe incluir en su diario de sueño:

- La hora en que se acostó y se despertó
- Horas totales de sueño

- La calidad del sueño
- Las veces que estuviste despierto durante la noche y lo que hiciste (por ejemplo, te quedaste en la cama con los ojos cerrados o te levantaste, tomaste un vaso de leche y meditaste)
- Cantidad de cafeína o alcohol que consumió y tiempos de consumo
- Tipos de alimentos y bebidas y tiempos de consumo
- Sentimientos - felicidad, tristeza, estrés, ansiedad
- Drogas o medicamentos tomados, cantidades tomadas y tiempos de consumo.

Lo creas o no, hay una forma de medir realmente la somnolencia. Se llama la Escala de Somnolencia Epworth y utiliza un simple cuestionario para medir la somnolencia excesiva durante ocho situaciones.

Aquí está la forma general:

LA ESCALA DE SOMNOLENCIA EPWORTH	
SITUACIÓN	**POSIBILIDAD DE DORMITAR** (Indique una puntuación de 0 a 3) 0 = ninguna posibilidad de dormitar 1 = ligera posibilidad de dormitar 2 = posibilidad moderada de dormitar 3 = alta posibilidad de dormitar

Sentado y leyendo	
Ver la televisión	
Sentado inactivo en un lugar público (por ejemplo, un teatro o una reunión)	
Viajar como pasajero en un coche durante una hora sin descanso	
Acostado a descansar por la tarde cuando las circunstancias lo permitan	
Sentado y hablando con alguien	
Sentado tranquilamente después de un almuerzo sin alcohol	
Sentado en un auto mientras está detenido por unos minutos en el tráfico	

Resultados de la puntuación

1-6 Dormir lo suficiente:

4-8 Tiende a tener sueño, pero es un promedio:

9 y más Muy somnoliento y sugiere una respiración desordenada del sueño. El paciente debe buscar consejo médico.

También se le podría hacer una prueba de latencia de sueño múltiple. La prueba de latencia múltiple del sueño (MSLT) emplea una máquina que mide el tiempo que tarda en quedarse dormido en una habitación tranquila durante el día:

El paciente toma cuatro o cinco siestas programadas con dos horas de diferencia. Las personas con hábitos de sueño saludables se duermen en unos 10 a 20 minutos. La prueba puede detectar cambios en la somnolencia asociados con la privación del sueño en pacientes con insomnio.

Sin embargo, tiene limitaciones y no tiene en cuenta ninguna situación que pueda afectar el estado mental del paciente y, por lo tanto, su capacidad para dormirse. Se utiliza principalmente después de haber descartado otros trastornos del sueño y el médico no está seguro de que el insomnio sea un diagnóstico correcto.

En los casos en los que el médico no pueda ayudar con el insomnio, puede ser remitido a una clínica de trastornos del sueño para su diagnóstico y tratamiento.

TRASTORNOS DEL SUEÑO CLÍNICOS

Como hemos dicho, hay numerosos centros de desórdenes del sueño diseñados para diagnosticar específicamente y proveer maneras de superar el insomnio. Mientras que la idea de ir a una clínica y que la gente te observe mientras duermes es un poco demasiado para ti, no temas. En realidad, los centros de trastornos del sueño están allí por esa razón específica y lo más probable es que obtenga algunas respuestas a sus problemas de sueño.

Entre los signos que pueden indicar la necesidad de un centro de trastornos del sueño se encuentran los siguientes:

- Insomnio debido a trastornos psicológicos.
- Problemas de sueño debido al abuso de sustancias.
- Ronquidos y despertares repentinos con jadeos para respirar (posible apnea del sueño).
- Síndrome de piernas inquietas grave.
- Somnolencia diurna persistente.
- Episodios repentinos de sueño durante el día (posible narcolepsia).

¿Qué puede esperar cuando vas a una clínica como esta? Participará en un estudio del sueño o polisomnograma, que es una prueba que registrará su estado físico durante varias etapas del sueño y la vigilia. Proporciona datos que son esenciales para evaluar el sueño y las quejas relacionadas con el sueño, tales como la identificación de las etapas del sueño, la posición del cuerpo, los niveles de oxígeno en la sangre, los eventos respiratorios, el tono muscular, la frecuencia cardíaca, la cantidad de ronquidos y el comportamiento general del sueño.

Por lo general, usted hará una cita para su visita, que tendrá lugar por la noche. El centro del sueño puede enviarle formularios solicitando su historial médico y de sueño antes de su cita con el médico. El formulario puede pedirle a su compañero de cama que responda a algunas de estas preguntas, ya que es posible que no se dé cuenta de que ronca, deja de respirar (apnea del sueño) o le da patadas en las piernas cuando duerme. También puede proporcionar consejos y algunas instrucciones especiales para su prueba del sueño.

Antes de la prueba del sueño, puede reunirse con un médico o especialista del sueño, que revisará su historial médico y del sueño. Puede participar en una prueba de "noche dividida", en la que la mitad de la noche se utilizará para diagnosticar su problema de sueño y la otra mitad se utilizará para tratar el problema. Esto se hace a veces con los pacientes que se someten a pruebas de apnea del sueño.

Después de su llegada al centro del sueño, es posible que se le pida que complete un cuestionario sobre su sueño la noche anterior. Muchos centros del sueño ofrecen un video u otra información sobre el estudio del sueño o trastornos específicos como la apnea del sueño, ya que se sospecha que un porcentaje significativo de los que se someten a pruebas del sueño tienen apnea del sueño. El video también puede tratar lo que debe esperar durante la prueba del sueño para aliviar cualquier temor que pueda tener. Luego se le pedirá que se cambie de ropa de noche.

Después de cambiarse, un técnico polisomógrafo lo conectará a los electrodos que registrarán sus ondas cerebrales y movimientos musculares durante la noche. Los electrodos se colocan en áreas específicas y se aplican con pegamento y cinta adhesiva solubles en agua. Los electrodos registran las ondas cerebrales, el movimiento muscular, el movimiento ocular rápido (MOR), la entrada de aire y el movimiento periódico de las extremidades.

Un micrófono conectado al cuello registra los ronquidos, y dos correas en forma de cinturón alrededor del pecho y la parte inferior del abdomen monitorean el movimiento muscular durante la respiración. A pesar de todo el equipo, la mayoría de la gente dice que no interrumpe su sueño.

Después de acostarse, el técnico puede ir a una sala de monitoreo y pedirle por un intercomunicador que realice ciertas tareas que demuestren que los electrodos están grabando correctamente. Se le observará en un monitor de televisión durante la noche, pero eso es para permitir que el técnico anote los movimientos de su cuerpo durante el sueño.

Cuando todo funcione correctamente, las luces se apagarán y podrás dormir. Muchos pacientes están tan crónicamente cansados que no tienen ningún problema para dormirse.

Mientras duermen, sus ondas cerebrales se registrarán para determinar cuándo están despiertos o en la etapa 1, 2, 3, 4 o en el sueño REM. Se le despertará por la mañana y se le quitarán los electrodos. Como se aplican con pegamento o cinta adhesiva soluble en agua, la remoción no es dolorosa.

Necesitará hacer una cita con un especialista del sueño para revisar los resultados de su estudio. Se le pedirá que complete un cuestionario sobre su sueño de la noche anterior, y luego podrá irse a casa.

Según los resultados del estudio del sueño, es posible que se le administre un tratamiento para un trastorno específico del sueño. Por ejemplo, a los pacientes con apnea del sueño se les puede prescribir Presión Positiva Continua de las Vías Respiratorias o CPAP, que es un dispositivo que sopla aire suavemente en las vías nasales para mantenerlas abiertas mientras duerme.

A continuación, se indican algunas cosas que debe llevar consigo para su prueba del sueño:

- Camisón, pijama o cualquier prenda cómoda para dormir, preferiblemente con un botón en la parte delantera.

- Su almohada o manta favorita. Los centros del sueño proporcionan ropa de cama que incluye sábanas, mantas y almohadas, pero la suya puede ayudarle a dormir mejor.
- Artículos de tocador como un cepillo de dientes, pasta de dientes, cepillo de pelo o peine.
- Ropa para el día siguiente.
- Cualquier medicamento necesario.
- Un libro u otro material de lectura.

El día de la prueba, lávese y séquese el pelo. Trate de no usar ningún producto para el cabello, como geles, lacas para el cabello o acondicionadores fuertes, porque puede impedir que los electrodos se peguen al cuero cabelludo.

Quítese el esmalte de uñas y/o las uñas artificiales de al menos dos dedos. El oxímetro que se coloca en el dedo para controlar los niveles de oxígeno en la sangre lee esta información a través de la uña, por lo que cualquier esmalte o acrílico no proporcionará una lectura precisa.

No use maquillaje. Algunos electrodos están en la cara, por lo que esta zona debe estar limpia para conseguir una buena conexión.

Por lo general, se le pide que duerma normalmente antes del examen, a menos que su médico le indique lo contrario. Continúe tomando sus medicamentos habituales y limite el consumo de cafeína el día del examen.

Una vez que se le diagnostique insomnio, es posible que se pregunte qué puede hacer para superarlo. Con la ayuda de su médico o especialista del sueño, pueden trabajar juntos para superar su insomnio. También debe ser consciente de la información que puede hacer usted mismo o preguntar a su médico sobre el tratamiento de este trastorno. La terapia con medicamentos es un método popular para superar el insomnio.

Según una encuesta realizada en 1999, alrededor del 30% de las mujeres estadounidenses y el 20% de los hombres informaron de que tomaban un medicamento para ayudarles a dormir en algún momento del año. Más de la mitad de estos medicamentos eran de venta libre.

Hay que destacar que sólo las técnicas conductuales o psicológicas pueden curar realmente el insomnio, mientras que el uso prolongado de pastillas para dormir sólo puede dar lugar a la dependencia. Además, un estudio realizado en 2002 informó de menores tasas de supervivencia en personas que tomaban pastillas para dormir, aunque se necesitan más investigaciones para aclarar esta asociación.

¿Por qué tantas personas quieren tomar pastillas para dormir para su insomnio? Muchas personas que experimentan problemas de sueño quieren una solución rápida para sus problemas. Varios de los tratamientos que suelen tener éxito son intensivos en tiempo y requieren mucho trabajo por parte de la persona que experimenta insomnio.

La idea de una píldora o un medicamento que pueda resolver el problema rápida y fácilmente es muy atractiva. Desafortunadamente, la realidad detrás del uso de los medicamentos para el sueño es que no resuelven el problema y a menudo pueden exacerbar el insomnio a largo plazo.

Si desea tomar medicamentos que le ayuden a dormir porque siente mucho dolor, está viajando o simplemente necesita dormir un poco, preste atención al tipo de medicamento que elija e intente utilizarlo sólo cuando realmente lo necesite. Además, si puede comprometerse a hacer que sus hábitos de sueño y su entorno de sueño sean mejores y más propicios para el sueño, tendrá más posibilidades de limitar los efectos del insomnio en su vida.

Los medicamentos utilizados específicamente para mejorar el sueño se llaman hipnóticos. Las benzodiacepinas son las que se recetan con mayor frecuencia, pero hay otras disponibles que pueden ser mejor toleradas y tienen menos riesgo de dependencia. Por lo general, deben utilizarse únicamente para prevenir el círculo vicioso del insomnio psicofisiológico en personas con insomnio transitorio o de corta duración cuando han fracasado los tratamientos no médicos.

Originalmente desarrollados para tratar la ansiedad, estos medicamentos refuerzan una sustancia química en el cerebro que inhibe la excitabilidad de las neuronas. Entre las benzodiacepinas que se recetan comúnmente figuran las siguientes:

- Las benzodiacepinas de acción prolongada incluyen flurazepam (Dalmane) y clonazepam (Klonopin), quazepam (Doral).

- Las benzodiazepinas de acción media a corta incluyen triazolam (Halcion), lorazepam (Ativan), alprazolam (Xanax), temazepam (Restoril), oxazepam (Serax), prazepam (Centrax), estazolam (ProSom) y flunitrazepam (Rohypnol). Las benzodiacepinas de acción corta son particularmente útiles para los viajeros aéreos que desean reducir los efectos del desfase horario.

Por supuesto, como ocurre con cualquier medicamento, es de esperar que se produzcan efectos secundarios. Cuando se toman benzodiacepinas, hay que tener en cuenta lo que puede suceder cuando se toman. Los efectos secundarios más comunes de estos medicamentos incluyen:

- Las drogas pueden aumentar la depresión, una condición común en cualquier caso en muchas personas con insomnio.

- La depresión respiratoria puede ocurrir con el uso excesivo o con personas con enfermedades respiratorias preexistentes.
- Los agentes de acción prolongada tienen una tasa muy alta de somnolencia diurna residual en comparación con otros. Se han asociado con un riesgo significativamente mayor de accidentes automovilísticos y caídas en los ancianos, especialmente en la primera semana después de tomarlos. Las benzodiacepinas de acción corta no parecen presentar un riesgo tan alto.
- Se ha informado de pérdidas de memoria (la llamada amnesia del viajero), sonambulismo y estados de ánimo extraños después de tomar Halcyon y otras benzodiacepinas de acción corta. Estos efectos son raros y probablemente se ven potenciados por el alcohol.
- Debido a que estas drogas cruzan la placenta y entran en la leche materna, las mujeres embarazadas o en período de lactancia no deben usarlas. Se informó de una asociación entre el uso de benzodiacepinas en el primer trimestre de embarazo y el desarrollo de labio leporino en los recién nacidos.
- En casos raros, las sobredosis han sido fatales.

Los ancianos son más susceptibles a los efectos secundarios y, por lo general, deberían comenzar a tomar la mitad de la dosis prescrita para los jóvenes y no deberían adoptar formas de acción prolongada. Los efectos secundarios pueden variar dependiendo de si la benzodiacepina es de acción prolongada o de acción corta.

Las benzodiacepinas son potencialmente peligrosas cuando se usan en combinación con el alcohol, y algunos medicamentos, como la cimetidina para las úlceras, pueden ralentizar el metabolismo de la benzodiacepina.

Este tipo de medicamento puede ser altamente adictivo. Cuando deje de tomar este medicamento, probablemente tendrá algunos síntomas de abstinencia. Los síntomas de abstinencia suelen aparecer después de un uso prolongado e indican dependencia. Pueden durar de una a tres semanas después de dejar la droga y pueden incluir lo siguiente:

- Dolor gastrointestinal.
- Sudoración.
- Ritmo cardíaco alterado.

En los casos graves, los pacientes pueden alucinar o experimentar convulsiones, incluso una semana o más después de haber dejado la droga.

El insomnio de rebote, que a menudo ocurre después de la abstinencia, típicamente incluye una o dos noches de perturbación del sueño, somnolencia diurna y ansiedad. En algunos casos, los pacientes pueden experimentar el regreso del insomnio grave original. Las posibilidades de rebote son mayores con las benzodiacepinas de acción corta que con las de acción prolongada.

Además, las siguientes precauciones son importantes al tomar pastillas para dormir:

- Empiece con medicamentos sin receta.
- Si se requieren hipnóticos con receta, comience con una dosis lo más baja posible.
- En general, no se deben tomar somníferos con o sin receta en días consecutivos o durante más de dos a cuatro días por semana.
- Si el insomnio sigue siendo un problema después de dejar la droga y continuar con una buena higiene del sueño, esta pauta puede repetirse de nuevo, pero no por más de cuatro semanas.

- El medicamento debe ser retirado gradualmente y el paciente debe ser consciente de la posibilidad de que se produzca insomnio de rebote al dejar de tomarlo.
- El alcohol intensifica los efectos secundarios de todos los medicamentos para dormir y debe evitarse.

Si el insomnio crónico es un compañero de la depresión o la ansiedad, el tratamiento de estos problemas primero puede ser el mejor enfoque. Algunos antidepresivos más recientes pueden ser eficaces para tratar tanto la depresión como el insomnio a la vez.

Los medicamentos para dormir, tanto los de venta con receta como los de venta libre, son muy comunes.

Los antihistamínicos causan somnolencia y hay muchas preparaciones de venta libre disponibles que pueden ayudar al insomnio transitorio. La mayoría de los auxiliares para dormir de venta libre utilizan ingredientes antihistamínicos, más comúnmente la difenhidramina. Pueden contener simplemente difenhidramina sola (Nytol, Sleep-Eez, Sominex) o contener combinaciones de difenhidramina con analgésicos (Anacin P.M., Exedrin P.M., Tylenol P.M.). La doxilamina (Unison) es otro antihistamínico utilizado en los medicamentos para el sueño.

Desafortunadamente, la mayoría de estos medicamentos pueden dejar a los pacientes somnolientos al día siguiente y pueden no ser muy eficaces para proporcionar un sueño reparador. Los efectos secundarios incluyen somnolencia diurna, mareos, movimientos en estado de embriaguez, visión borrosa y sequedad de boca y garganta.

En general, estos tipos de medicamentos deben ser evitados por las personas con angina de pecho, arritmias cardíacas, glaucoma, problemas para orinar o mientras toman medicamentos para prevenir las náuseas o el mareo. Algunos, como los que contienen doxilamina, también deben ser evitados por los pacientes con enfermedades pulmonares crónicas.

En realidad, para la mayoría de las personas, los medicamentos para dormir de venta libre no son una buena opción. Estos medicamentos no están pensados para un uso a largo plazo y dependen de los efectos secundarios sedantes del antihistamínico para facilitar el sueño.

Mientras tome un medicamento de venta libre para dormir, evite conducir y otras tareas en las que se requiera estar alerta mentalmente. Los efectos sedantes de los antihistamínicos también pueden aumentar el riesgo de caídas.

El sueño que se experimenta mientras se toman medicamentos de venta libre para el sueño no es de la misma calidad que el sueño normal. Algunas personas que toman medicamentos de venta libre para dormir pasan tan sólo un 5% del tiempo total de sueño en el sueño profundo (en comparación con aproximadamente el 10-25% de las personas saludables).

Sólo utilice medicamentos de venta libre para el insomnio transitorio o de corta duración y en conjunción con cambios en sus hábitos de sueño. Asegúrese de prestar atención a la respuesta física de su cuerpo a ellos. Interrumpa inmediatamente el uso si experimenta algún efecto adverso grave como olvido, estreñimiento, retención urinaria y mareos.

Hay algunos medicamentos en el mercado que no contienen benzodiacepina. Estas píldoras son de acción más corta y pueden inducir el sueño con menos efectos secundarios que las benzodiacepinas. Estos hipnóticos incluyen zolpidem (Ambien), zaleplon (Sonata) y zopiclone (Imovane).

Las marcas tienen algunas diferencias, como las siguientes:

- Zaleplon (Sonata) es el hipnótico de más corta acción disponible. Se puede tomar incluso en medio de la noche y si el paciente necesita despertarse en sólo cuatro horas. En esos casos, la medicación es eficaz y no deja a la persona excesivamente sedada por la mañana. Parece tener un mejor historial de seguridad que otros hipnóticos y puede ser particularmente útil para los pacientes de los grupos de edad más jóvenes y más viejos.
- El zolpidem (Ambien) puede ser útil para las personas que lo toman tan pronto como se acuestan, ya que tiene una acción más prolongada que el Sonata. En un estudio realizado en 2002 se sugirió que el fármaco podía utilizarse según fuera necesario, tomando hasta cinco tabletas por semana. Después de tres semanas, dos tercios de los pacientes que tomaron zolpidem de esta manera pudieron reducir su ingesta de tabletas en más del 25% sin perder las mejoras en el sueño.

Estos agentes pueden ser particularmente útiles para prevenir el jet lag. También pueden ser beneficiosos para las personas que también tienen trastornos del estado de ánimo acompañantes, como la depresión o el trastorno de estrés postraumático. También parecen ser seguros y eficaces para los pacientes ancianos, incluso posiblemente para aquellos con problemas pulmonares crónicos, pero se necesitan investigaciones para confirmarlo. Sin embargo, son costosos.

Por supuesto, habrá algunos posibles efectos secundarios que pueden producirse incluso con este tipo de píldoras. Tienen menos efectos secundarios matutinos que las benzodiacepinas, incluyendo sedación matutina y pérdida de memoria (aunque pueden ocurrir en cierto grado). El historial de efectos adversos del Ambien es similar al del triazolam (Halcyon), la benzodiacepina de acción corta. Sonata parece tener efectos secundarios menos graves. En general, para ambas drogas, los efectos secundarios son leves, pero pueden incluir los siguientes:

- Náuseas.
- Mareos.
- Pesadillas.
- Agitación o estado de ánimo antagónico por la mañana.
- Amnesia (en dosis altas).
- Dolor de cabeza.
- Se han reportado raras sobredosis fatales.

Como con cualquier hipnótico, el alcohol representa un peligro con estas drogas. El riesgo de rebote, dependencia y tolerancia es menor con estos agentes que con la benzodiacepina, particularmente con la Sonata.

En un estudio, las personas que tomaron este hipnótico todas las noches durante un año no tenían evidencia de dependencia o síntomas de abstinencia, pero se necesitan más estudios grandes para confirmar la seguridad a largo plazo. Estos agentes siguen siendo objeto de abuso. En cualquier caso, ningún hipnótico debe ser tomado por más de unos pocos días o a una dosis más alta que la recomendada.

Una combinación de los antidepresivos más recientes y la psicoterapia estructurada está demostrando ser muy eficaz para mejorar tanto la depresión como el insomnio en pacientes con ambas afecciones.

El hidrato de cloral es relativamente fiable y se utiliza desde 1832. Muchos médicos lo prescriben para su uso a corto plazo si no se pueden utilizar otros hipnóticos. Sin embargo, tiene importantes efectos adversos y algunos expertos creen que ya no desempeña un papel en el tratamiento del insomnio.

En cualquier caso, no parece ser eficaz en los ancianos. El hidrato de cloral supone un riesgo de adicción y puede ser fatal en caso de sobredosis. También tiene propiedades cancerígenas y puede dañar el material genético.

Los posibles efectos secundarios también incluyen irritación de la piel, las membranas mucosas y el estómago. Las personas con trastornos estomacales, cardíacos, renales o hepáticos no deberían tomar esta droga en absoluto. Si se le administra a un niño (generalmente para una cirugía menor), entonces ese niño no debe volver a recibir hidrato de cloral en su vida.

Dado que la mayoría de estos medicamentos sólo se pueden adquirir con receta médica, es necesario consultar a su médico. Cuando esté bajo el cuidado de un médico, él o ella puede asegurarse de que el medicamento le esté funcionando y puede incluso ayudarle con cualquier síntoma de abstinencia en caso de que deje de tomar el medicamento.

La preocupación más significativa sobre el uso de medicamentos para tratar el insomnio es que la medicación no aborda la raíz del problema, y en su lugar se convierte en una muleta en la que apoyarse en lugar de una cura. De la misma manera que no se dejaría un yeso en un hueso roto indefinidamente porque causaría la atrofia del músculo, la medicación para el sueño debe ser vista como una ayuda temporal para los problemas de sueño y no a largo plazo.

Otras preocupaciones sobre el uso de medicamentos para el sueño, tanto de venta libre como con receta, incluyen:

- el desarrollo de la tolerancia y/o la dependencia de las drogas
- eficacia reducida de la droga
- efectos secundarios físicos

- interacciones con otras drogas o sustancias químicas del cuerpo
- síntomas de abstinencia
- insomnio de rebote

Obviamente hay algunas formas naturales de ayudarte a dormir. Echemos un vistazo a esos métodos sin receta para inducir el sueño.

REMEDIOS NATURALES PARA EL INSOMNIO

Los remedios herbales como la raíz de valeriana, kava kava, manzanilla, toronjil, hierba de San Juan y pasiflora se han utilizado para el insomnio durante muchos años. Sin embargo, no se ha documentado la eficacia y la seguridad de estos productos. Los estudios realizados sobre los remedios herbarios suelen ser difíciles de interpretar porque no se ajustan a las normas de los estudios sobre sustancias reguladas, como los medicamentos de venta con receta.

Según el Instituto Nacional de Salud, aunque los resultados de algunos estudios sugieren que la valeriana puede ser útil para el insomnio y otros trastornos del sueño, los resultados de otros estudios no lo hacen. La interpretación de esos estudios se complica por el hecho de que los estudios tenían tamaños de muestra pequeños, utilizaban diferentes cantidades y fuentes de valeriana, medían resultados diferentes o no tenían en cuenta el posible sesgo resultante de las altas tasas de abandono de los participantes. En general, las pruebas de estos ensayos sobre los efectos promotores del sueño de la valeriana no son concluyentes.

Muchas personas con insomnio eligen remedios herbales para tratar su insomnio. Algunos, como el té de manzanilla o el toronjil, son inofensivos para la mayoría de las personas. Cabe destacar que el hecho de que se etiquete como "natural" no equivale a ser seguro ni necesariamente a ser natural. Los remedios a base de hierbas no están regulados. Algunos incluso contienen medicinas convencionales.

Puede que quieras probar la melatonina. La melatonina es el remedio natural mejor estudiado para el insomnio, aunque en los EE.UU. sigue sin estar regulado. Las pruebas sobre sus efectos siguen siendo poco claras. Algunos estudios han encontrado que aunque muchas personas se duermen más rápido con la melatonina, no tiene ningún efecto sobre el tiempo total de sueño o la sensación diurna de somnolencia o fatiga. Algunos estudios sugieren que puede ayudar a individuos específicos, como los siguientes:

- Personas mayores. Puede ayudar a ciertas personas mayores con insomnio, como aquellas con evidencia de bajos niveles de melatonina y aquellas que dependen de medicamentos para dormir recetados. Sin embargo, no está claro cuán significativos son los beneficios.
- Personas sin vista. Un estudio del año 2000 informó que la melatonina puede ayudar a las personas sin vista a readaptar su ciclo circadiano para que puedan dormir a horas regulares. Sin embargo, es necesario aclarar las mejores dosis y el momento adecuado. Es posible que se necesiten dosis altas (10 mg) para empezar, pero probablemente puedan reducirse con el tiempo.
- Viajeros y Jet Lag. Algunos estudios han informado que la melatonina puede ayudar a prevenir el jet lag en algunos viajeros. Sin embargo, las dosis o el momento óptimo para prevenir el desfase horario aún no están claros.
- Durante el retiro de los medicamentos recetados para el sueño. La melatonina puede ayudar a las personas que dependen de los medicamentos para dormir a retirarse de estos agentes y a mantener una buena calidad de sueño.

- Personas con síndrome de sueño retardado. Puede ser algo útil para las personas que se duermen muy tarde en la noche o en las primeras horas de la mañana pero que luego duermen normalmente.

Una dificultad para evaluar los resultados de los estudios es que no hay estándares consistentes en las dosis o el uso de la melatonina. Algunos estudios sugieren que 0,3 mg puede ser la dosis más efectiva en muchas personas con insomnio. De hecho, dosis más altas (3 a 5 mg) pueden mantener a algunas personas despiertas. (Sin embargo, un estudio sobre personas ciegas sugirió que se pueden necesitar dosis mucho más altas para este grupo, al menos al comienzo del tratamiento).

Altas dosis de melatonina han sido asociadas con los siguientes eventos adversos:

- Deterioro mental.
- Somnolencia.
- Dolores de cabeza severos.
- Pesadillas.
- Puede aumentar el riesgo de convulsiones en niños con trastornos neurológicos existentes.
- Las interacciones con otras drogas no se conocen completamente.

Debe destacarse que la melatonina está actualmente clasificada como un suplemento dietético y no como una droga, por lo que su calidad y eficacia no está controlada en los EE. UU. (Los Estados Unidos es la única nación desarrollada que no regula este agente). La melatonina es una hormona poderosa que puede tener efectos importantes, muchos aún desconocidos, en todas las partes del cuerpo. La conclusión es que, en este momento, las personas que toman melatonina están experimentando en sí mismos.

Tenga en cuenta que los remedios alternativos o naturales no están regulados y su calidad no está controlada públicamente. Además, cualquier sustancia que pueda afectar la química del cuerpo puede, como cualquier droga, producir efectos secundarios que pueden ser dañinos.

Incluso si los estudios reportan beneficios positivos de los remedios herbales, los compuestos utilizados en dichos estudios no son, en la mayoría de los casos, los que se comercializan al público. Se ha informado de varios casos de efectos secundarios graves e incluso letales de los productos herbarios. Además, se determinó que algunos de los llamados remedios naturales contenían medicamentos estándar de venta con receta.

Las siguientes advertencias son de particular importancia para las personas con insomnio:

- **Remedios herbarios chinos**. Los estudios sugieren que hasta el 30% de los remedios herbarios patentados importados de China han sido mezclados con fármacos potentes como la fenacetina y los esteroides. Y un estudio reportó un porcentaje significativo de tales remedios que contienen metales tóxicos.

Por ejemplo, el remedio herbario Buda Durmiente fue retirado del mercado en 1998 porque en realidad contiene una benzodiacepina, el principal ingrediente de muchas píldoras para dormir de venta con receta, y también parecía aumentar el riesgo de defectos de nacimiento en las mujeres embarazadas. Se han registrado unos pocos casos de hepatitis aguda a partir de Jin Bu Huan, un remedio herbario chino que se vende como tratamiento para el dolor y el insomnio.

- **Raíz de valeriana**. Varios estudios sugieren que la valeriana puede ser útil para el insomnio. Los efectos secundarios incluyen sueños vívidos. Cabe señalar que las altas dosis de valeriana pueden causar visión borrosa, excitación y cambios en el ritmo cardíaco.

- **Kava kava**. La kava kava tiene acciones sedantes y los estudios han reportado que ayuda a mejorar el insomnio inducido por el estrés. El efecto secundario más común que se reporta es el mareo. Sin embargo, cabe señalar que la kava kava se ha asociado con la insuficiencia hepática en algunos casos.

También interactúa peligrosamente con ciertos medicamentos, entre ellos el alprazolam, un medicamento contra la ansiedad. Además, aumenta la potencia de otros medicamentos, incluidos otros medicamentos para dormir, el alcohol y los antidepresivos.

- El **triptófano** y el **5-L-5-hidroxitriptófano (HTP)**. El triptófano es un aminoácido utilizado en la formación del neurotransmisor serotonina, que se sabe que promueve el bienestar y se ha asociado con un sueño saludable. El L-triptófano estaba marcado para el insomnio y otros trastornos, pero fue retirado del mercado después de que un lote contaminado causara un trastorno raro e incluso mortal llamado síndrome de mialgia eosinofílica.

El 5-htp, un subproducto del triptófano, todavía está disponible como suplemento. Se ha informado de que algunas marcas contienen una sustancia llamada Peak X, que algunas pruebas sugieren que puede ser perjudicial. Hasta la fecha, no se han comunicado efectos adversos graves y se dispone de marcas fiables. Las pruebas de que el 5-HTP alivia el insomnio son escasas.

No es necesario usar drogas, ya sean naturales o químicas, para ayudar a vencer el insomnio. Hay algunas terapias de comportamiento que pueden ser implementadas para ayudarte a dormir.

HIGIENE DEL SUEÑO

La higiene del sueño se refiere a los hábitos y condiciones de sueño que promueven el sueño, en contraposición a hábitos como el consumo de alcohol o cafeína por la noche, que dificultan la relajación y el sueño.

La higiene del sueño debe ser la primera línea de ataque contra el insomnio, y a menudo se utiliza junto con el control de los estímulos y la reestructuración del comportamiento cognitivo (véase más abajo). Revise sus hábitos y haga algunos cambios en su rutina para ver si los cambios de comportamiento y del entorno mejoran su sueño.

A continuación, se ofrecen algunos consejos para tener hábitos de higiene del sueño efectivos:

- Establezca un horario regular para acostarse y levantarse por la mañana y manténgalo incluso los fines de semana y durante las vacaciones.
- Utilice la cama sólo para dormir y para las relaciones sexuales, no para leer, ver la televisión o trabajar; el tiempo excesivo en la cama parece fragmentar el sueño.
- Evite las siestas, especialmente por la noche.
- Haga ejercicio antes de la cena. Un punto bajo de energía se produce unas horas después del ejercicio; el sueño se producirá entonces más fácilmente. Sin embargo, hacer ejercicio cerca de la hora de acostarse puede aumentar el estado de alerta.
- Tome un baño caliente entre una hora y media y dos horas antes de acostarse. Esto altera el ritmo de la temperatura central del cuerpo y ayuda a que las personas se duerman más fácilmente y de forma más continua. (Tomar un baño poco antes de acostarse aumenta el estado de alerta).

- Haga algo relajante en la media hora antes de acostarse. La lectura, la meditación y un paseo tranquilo son actividades apropiadas.
- Mantenga el dormitorio relativamente fresco y bien ventilado.
- No mire el reloj. Obsesionarse con el tiempo sólo hará que sea más difícil dormir.
- Coma comidas ligeras y programe la cena cuatro o cinco horas antes de la hora de acostarse. Un bocadillo ligero antes de la hora de acostarse puede ayudar a dormir, pero una comida grande puede tener el efecto contrario.
- Pasa media hora al sol cada día. La mejor hora es temprano en el día. (Tome precauciones contra la sobreexposición a la luz solar usando ropa protectora y protector solar).
- Evite los líquidos justo antes de acostarse para que el sueño no se vea perturbado por la necesidad de orinar.
- Evite la cafeína u otros estimulantes en las horas previas al sueño. Una recomendación general es no consumir nada que pueda dificultar el sueño 4-6 horas antes de la hora prevista de acostarse.
- No beba alcohol antes de acostarse.
- Si uno sigue despierto después de 15 o 20 minutos, vaya a otra habitación, lea o haga una actividad silenciosa usando luz tenue hasta que se sienta muy somnoliento. (No vea la televisión ni use luces brillantes).
- Deje un tiempo de tranquilidad justo antes de irse a la cama. Una o dos horas antes de retirarse, tómese unos momentos para relajarse y meditar tranquilamente.
- Su dormitorio debe ser exclusivamente para dormir. Bueno, tal vez otra actividad, pero evite comer, leer, fumar, beber o ver televisión en la cama. El dormitorio debe ser un lugar tranquilo y cuando lo sea,

- Si se distrae con un compañero de cama, puede ser útil moverse al sofá o a una cama de repuesto por un par de noches.
- Si no puedes dormir... no te quedes en la cama. Salga de la cama, muévase a otra habitación y vuelva a su cama cuando esté cansado.

La higiene del sueño es sólo una de las técnicas de comportamiento que puede utilizar para ayudar con su insomnio.

GESTIÓN DEL ESTRÉS Y LA RELAJACIÓN

Aprender a estar física y mentalmente relajado antes de ir a la cama le ayudará a dormirse más rápidamente. Además, se pueden utilizar muchas técnicas de relajación cuando se despierta en medio de la noche y necesita volver a dormirse.

Tranquilizar la mente y el cuerpo no es algo que se pueda hacer inmediatamente, por lo que debe intentar empezar a relajarse al menos una hora antes de irse a la cama. Algunas personas encuentran que leer un libro, bañarse, jugar al solitario o hacer un crucigrama son buenas maneras de reducir la actividad del día.

Puede intentar una o más de las siguientes actividades:

- **Relajación muscular progresiva (PMR)** - La PMR es un conjunto de ejercicios que puede utilizar para reducir la ansiedad y el estrés a la hora de acostarse. La PMR es un proceso de dos pasos en el que primero tensa ciertos grupos de músculos y luego los relaja. A medida que avanza en el proceso, debe concentrarse en tensar activamente y luego relajarse, ayudando a relajar tanto su mente como su cuerpo.

El procedimiento toma un tiempo para aprenderlo, pero después de aprenderlo, puedes practicar una versión más corta de los ejercicios. Cuando practique la PMR para ayudar a dormir, debe planear quedarse dormido antes de terminar todos los ejercicios.

Vea el siguiente capítulo para un curso rápido sobre PMR!

- **Respiración diafragmática** - Aprender a respirar lenta y profundamente desde el vientre o el diafragma es una buena manera de ir más despacio. Para practicar la respiración de vientre, pon una mano sobre tu estómago y respira despacio, dejando que tu estómago se expanda mientras respiras. Mientras exhala, relaje el pecho y los hombros. Concéntrese en su respiración mientras lo hace para alejar su mente de los pensamientos estresantes o ansiosos.

- **Relajación de imágenes visuales** - Practicar imágenes visuales significa elegir pensamientos tranquilos y calmantes en los que concentrarse y que le permitan dejar de pensar en su lista de tareas pendientes. La situación de paz de cada persona es diferente, y puedes elegir pensar en cosas que te calmen personalmente - un paseo por las montañas, ir en canoa por un lago, nadar, acariciar a tu perro, etc. Mientras la imagen no te excite la mente, debería funcionar.

También puedes elegir centrarte en algo que sea muy repetitivo como una forma de relajarte. Por ejemplo, si eres esquiador, puedes imaginarte ir a las pistas, subirte la cremallera de tu chaqueta, ponerte los guantes y el gorro, apretarte las botas, subir al telesilla y luego el movimiento suave y rítmico de hundir los bastones y girar de lado a lado mientras bajas la montaña. Repasar lentamente cada detalle de una actividad repetitiva puede ser tranquilizador y relajante.

- **Manejo del estrés** - Si aprendes a manejar el estrés de manera más efectiva a través de la meditación o de imágenes autoguiadas, deberías ser capaz de dormirte más fácilmente. Pruebe las siguientes sugerencias para ayudar a reducir su estrés:

- Cambie o resuelva las cosas que le causan estrés cuando sea posible.
- Acepte las situaciones que no puede cambiar.
- Mantenga su mente y su cuerpo tan relajados como sea posible a lo largo del día.
- Dese el tiempo suficiente para hacer las cosas que necesita hacer, incluyendo comer.
- No asumas demasiado y evita las demandas poco realistas.
- Vive en el presente, en lugar de preocuparte por el pasado o temer el futuro.
- Hable con su pareja si hay problemas en su relación.
- Realiza algunas actividades relajantes y no competitivas, algo que hagas sólo por placer, por diversión.
- Dedique un "tiempo de tranquilidad" cada día.
- Practique una técnica de relajación o ejercicios de respiración con regularidad.

- **Control de la ira**: la ira, la ansiedad y la frustración pueden ser un obstáculo para dormir bien. Es posible que se sienta enojado o ansioso cuando se acueste o que se enoje y frustre cuando no pueda dormir.

Independientemente de la fuente de la ira, reconozca que mantiene su mente ocupada y su cuerpo tenso, dos condiciones que no fomentan el sueño. Algunas cosas que pueden ayudarle a lidiar con su enojo o ansiedad:

- Haga ejercicio diariamente - le ayudará a liberar el exceso de ira y frustración.
- Piense en la causa de su ira. Si no hay nada que pueda hacer para resolverla, siga adelante. Si puedes resolverlo, toma medidas para hacerlo.
- Desarrolle un método para liberar la ira al final del día, antes de intentar relajarse o dormir. Por ejemplo, podría elegir

escribirlo en su diario o hablar con su cónyuge o un amigo sobre ello. Después de que haya procesado la ira y la haya liberado, intente seguir adelante

- **Juegos de palabras e imaginación** - Para algunos, jugar juegos mentales a la hora de dormir puede no ser de ninguna ayuda. Pero otros encuentran que involucrar su mente en algo sin importancia puede ser una buena manera de relajarse y desviar la atención de tratar de dormirse activamente. Intenta jugar algunos juegos mentales:

- Deletrear palabras y frases largas al revés.
- Piensa en un poema o canción y luego cuenta cuántas aes o bes hay en él.
- Trabaja en el alfabeto pensando en una palabra de cuatro letras que empiece con cada letra
- Repita largos trozos de poesía o prosa.
- Recuerde con gran detalle una pintura favorita, una pieza de música o un lugar.

Las estrategias de autoayuda suelen ser efectivas y no son adictivas. El uso de estas alternativas a los medicamentos de venta con o sin receta es menos costoso que el tratamiento farmacológico, tiene menos efectos secundarios y puede proporcionar un alivio más duradero, especialmente cuando también se utilizan tratamientos de conducta.

Considere también la posibilidad de alterar su entorno de sueño. Ponga una tabla bajo su colchón si se hunde o intente poner su cama en una posición diferente. Asegúrese de que su ropa de cama esté limpia y que esté lo suficientemente caliente pero no demasiado.

Si la luz le molesta, utilice cortinas más gruesas o póngase una bufanda o un antifaz para dormir sobre los ojos. Si te sientes más cómodo con un poco de luz, deja las cortinas un poco abiertas o usa una luz nocturna.

Una causa común de insomnio es el ruido. Usa tapones para los oídos si es un ruido que no puedes evitar. Cambie también su actitud hacia el ruido. Las personas pueden dormir con altos niveles de ruido. No es tanto el nivel del ruido como la forma en que te sientes sobre él lo que te mantiene despierto.

Haga ejercicios de relajación para calmarse y no pensar en ello. Tome algunas medidas diplomáticas para combatir el ruido que interrumpe su sueño. Si su familia es ruidosa mientras intenta dormir, hable con ellos con calma sobre su necesidad de dormir y pídales que reduzcan el ruido durante las horas de dormir.

Mantenga una radio o un reproductor de cintas al lado de su cama y úselos para enmascarar otros ruidos. Intente reproducir una cinta o un CD de relajación, como los ruidos de la naturaleza, que pueden ponerle de un humor más tranquilo y hacerle más capaz de hacer frente a las distracciones.

Tal vez desee recurrir a la hipnosis para sus problemas de sueño. La autohipnosis es especialmente útil. Se puede hacer en línea en muchos sitios diferentes que le permitirán descargar sesiones hipnóticas adaptadas a su problema específico. ¡Son extremadamente relajantes y definitivamente valen la pena la pequeña inversión!

Las investigaciones sugieren que las personas que sufren de insomnio tienden a ser menos confiadas y a tener una autoestima más baja que otros. Por lo tanto, cualquier cosa que puedas hacer para aumentar tu confianza o mejorar tu autoestima es probable que te ayude a dormir mejor. Una vez más, hay muchos libros de autoayuda disponibles, o tal vez prefiera consultar a un consejero.

Otra forma de aliviar su insomnio es practicar la terapia cognitiva conductual. Esto funciona con los animales y, después de todo, nosotros también somos animales.

La terapia cognitiva-conductual (TCC) trata de reducir las ideas erróneas de una persona sobre el sueño, así como de enseñar conductas de sueño más positivas. La terapia consiste en hablar con un terapeuta (solo o en grupo) para abordar sus creencias, suposiciones y conductas en relación con el sueño, y a menudo se utiliza junto con el control de los estímulos, la restricción del sueño y una buena higiene del sueño. Varios estudios han demostrado que la TCC es una forma eficaz de tratar el insomnio y que la terapia puede reducir el número de problemas médicos a largo plazo asociados con el insomnio.

La terapia cognitiva conductual se ocupa de las creencias de una persona sobre el sueño y ayuda a reemplazar los comportamientos negativos o inútiles por otros positivos. A menudo se subestima la importancia de pensar en el sueño. Los problemas de sueño que comienzan como incidentes aislados pueden volverse crónicos debido a los problemas mentales.

La forma en que pensamos sobre el sueño puede jugar un papel importante en la forma en que tratamos las dificultades de sueño. Por esta razón, una parte esencial de su tratamiento del sueño consiste en identificar sus pensamientos sobre el sueño que tienden a dificultar el sueño y sustituir estos pensamientos por pensamientos más útiles.

Una técnica para examinar su pensamiento es tratar sus pensamientos como hipótesis o ideas científicas. Es posible que haya tenido ciertas creencias sobre su sueño durante mucho tiempo. En este momento se le está pidiendo que considere creencias alternativas y que determine cuáles de estas creencias están mejor respaldadas por la información disponible para usted.

A medida que preste atención a sus pensamientos sobre el sueño y considere alternativas, probablemente notará dos cuestiones que debe abordar:

1.   Cuanto más importante sea dormir bien, menos dormirá. Creer que una mala noche de sueño es un desastre sólo genera más ansiedad y preocupación por tu sueño. Desafíe este pensamiento y considere pensamientos alternativos que reduzcan la importancia de dormir el resto de su vida (por ejemplo, "No es gran cosa", "Estaré un poco cansado e irritable mañana pero nada que no pueda manejar").

2.   Cuanto más intentes controlar tu sueño, menos dormirás. El sueño es una respuesta natural del cuerpo. Decirse a sí mismo que debe dormir y tratar de forzarlo a dormir sólo lo presiona y empeora su sueño. Concentrarse en lo que puede controlar (hábitos de sueño, horarios, cuando está dentro o fuera de la cama) y dejar ir lo que no puede controlar permitirá que el quedarse dormido y permanecer dormido ocurra de forma natural.

Ahora que ha tomado conciencia de los pensamientos que empeoran el sueño y ha considerado formas alternativas de pensar, el siguiente paso es practicar estos nuevos pensamientos. Este desafío de los nuevos pensamientos que reemplazan a los antiguos tomará algún esfuerzo porque nuestros pensamientos son típicamente automáticos y no estamos acostumbrados a notarlos deliberadamente.

Programar una hora cada día para examinar las formas en que piensa acerca de su sueño será útil para que se dé cuenta y desafíe cualquier patrón de pensamiento inadaptado. Es importante hacer esto de manera regular, ya que puede ser fácil caer en los viejos hábitos de pensamiento si no se vigilan activamente los pensamientos.

Como cualquier nueva habilidad, es importante practicarla. Lleve un diario de sus pensamientos relacionados con el sueño y sus ideas sobre cómo pensar de forma diferente. Una vez que se haya acostumbrado a examinar sus pensamientos, descubrirá que se trata de una excelente habilidad que resultará útil para ayudarle a abordar sus dificultades para dormir de forma diferente, así como para aprender un enfoque más saludable de otros problemas de la vida también.

Abogamos firmemente por la relajación muscular progresiva (PMR) no sólo para combatir el insomnio, sino también para combatir el estrés. Aquí está cómo hacerlo.

RELAJACIÓN MUSCULAR PROGRESIVA

Una de las técnicas de relajación más sencillas y fáciles de aprender es la Relajación Muscular Progresiva (PMR), un procedimiento ampliamente utilizado hoy en día que se desarrolló originalmente en 1939.

El procedimiento PMR te enseña a relajar tus músculos a través de un proceso de dos pasos. Primero se aplica deliberadamente tensión a ciertos grupos de músculos, y luego se detiene la tensión y se vuelve la atención a notar cómo se relajan los músculos a medida que la tensión desaparece.

A través de la práctica repetitiva se aprende rápidamente a reconocer -y distinguir- las sensaciones asociadas a un músculo tenso y a un músculo completamente relajado. Con este simple conocimiento, puede entonces inducir la relajación muscular física ante los primeros signos de la tensión que acompaña a la ansiedad. Y con la relajación física viene la calma mental en cualquier situación.

Antes de practicar el PMR, debe consultar con su médico si tiene antecedentes de lesiones graves, espasmos musculares o problemas de espalda, porque la tensión muscular deliberada del procedimiento PMR podría exacerbar cualquiera de estas condiciones preexistentes. Si continúa con este procedimiento en contra del consejo de un médico, lo hará bajo su propio riesgo.

Hay dos pasos en el procedimiento de Relajación Muscular Progresiva autoadministrado: a) tensar deliberadamente los grupos musculares, y b) liberar la tensión inducida. Este proceso de dos pasos se describirá después de que se le presenten los grupos musculares.

Después de aprender el procedimiento completo de PMR como se indica a continuación, pasará unos 10 minutos al día manteniendo su competencia mediante la práctica de una forma abreviada del procedimiento. A medida que practique el procedimiento corto, aprenderá simultáneamente la relajación controlada por señales.

Al final, adquirirá algo que probablemente se convertirá en una parte indispensable de su vida diaria, y la pesada tarea inicial de la práctica será olvidada hace mucho tiempo.

Se recomienda que practique la PMR completa dos veces al día durante aproximadamente una semana antes de pasar a la forma abreviada (abajo). Por supuesto, el tiempo necesario para dominar el procedimiento completo de PMR varía de una persona a otra.

A continuación, se ofrecen algunas sugerencias para la práctica:

- Siempre practique la RPM completa en un lugar tranquilo, sin distracciones como la televisión o los teléfonos. No sugerimos ni siquiera usar música de fondo.
- Quítense los zapatos y usen ropa suelta
- No comas, fumes o bebas justo antes de practicar la PMR. Es mejor practicar antes de las comidas que después para evitar problemas de digestión.
- Nunca practiques esto mientras estés bajo la influencia de cualquier intoxicante.

- Siéntese en una silla cómoda o acuéstese en la cama.
- Planee quedarse dormido antes de que el ciclo se complete si lo hace en la cama.
- Si está haciendo la PMR sólo para relajarse en lugar de dormirse, cuando termine, relájese con los ojos cerrados durante unos segundos y luego levántese lentamente. Si se levanta demasiado rápido, podría experimentar una caída repentina de la presión sanguínea que podría provocarle un desmayo.

A algunas personas les gusta contar hacia atrás de 5 a 1, con una respiración lenta y profunda, y luego decir "Ojos abiertos, supremamente calmados, totalmente alerta".

Trabajará con la mayoría de los principales grupos musculares de su cuerpo, pero por comodidad hará una progresión sistemática desde sus pies hacia arriba. Aquí está la secuencia recomendada más popular:

- Pie derecho
- La parte inferior derecha de la pierna y el pie
- Toda la pierna derecha
- Pie izquierdo
- La parte inferior izquierda de la pierna y el pie
- Toda la pierna izquierda
- Mano derecha
- El antebrazo y la mano derecha
- Todo el brazo derecho
- Mano izquierda
- El antebrazo y la mano izquierda
- Todo el brazo izquierdo
- Abdomen
- Pecho
- Cuello y hombros
- Cara

Si eres zurdo, comienza con tu lado izquierdo.

Así es como se realiza el procedimiento de relajación de tensión.

Paso uno: Tensión. El proceso de aplicación de tensión a un músculo es esencialmente el mismo independientemente del grupo muscular que esté usando. Primero, enfoca tu mente en el grupo de músculos; por ejemplo, tu mano derecha. Luego inhale y simplemente apriete los músculos tan fuerte como pueda durante unos 8 segundos; en el ejemplo, esto implicaría cerrar el puño con la mano.

Los principiantes suelen cometer el error de permitir que los músculos que no pertenecen al grupo previsto se tensen también; en el ejemplo, esto sería tensar los músculos del brazo y el hombro derechos, no sólo los de la mano derecha. Con la práctica aprenderá a hacer discriminaciones muy finas entre los músculos; por el momento sólo haga lo mejor que pueda.

Puede ser muy frustrante para un principiante tratar de experimentar un fino grado de separación muscular. Debido a que el descuido del cuerpo es una actitud cultural casi universal, suele ser muy difícil empezar a aprender a responsabilizarse de la mecánica del cuerpo.

Anímate y date cuenta de que aprender a distinguir los músculos finos es en sí mismo una parte importante del proceso general de aprendizaje de la PMR. La PMR no es sólo una cuestión de tensión y relajación, sino también de discernimiento muscular.

Relájate y date cuenta de que ninguna parte del cuerpo es una unidad aislada. Los músculos de la mano, por ejemplo, tienen conexiones en el antebrazo, por lo que cuando se tensa la mano, todavía habrá alguna pequeña tensión en el antebrazo.

Cuando el PMR pide que la mano se tense sin tensar el brazo, en realidad está hablando al principiante que, por desconocimiento de los músculos del cuerpo, tensará irreflexivamente todo el brazo. Si aceptas el hecho de que estás en la fase de principiante y no eres inepto en la práctica del procedimiento, entonces comenzarás a descubrir pacientemente los músculos finos con la práctica.

Es importante sentir realmente la tensión. Si se hace correctamente, el procedimiento de tensión hará que los músculos empiecen a temblar, y sentirás algo de dolor.

Tenga cuidado de no lastimarse, en comparación con la sensación de un dolor leve. Contraer los músculos de los pies y la espalda, especialmente, puede causar serios problemas si no se hace con cuidado; es decir, con suavidad, pero deliberadamente.

Segundo paso: Liberar la tensión. Esta es la mejor parte porque es realmente placentera. Después de los 8 segundos, sólo rápido y repentinamente suelta. Deje que toda la tensión y el dolor fluya de los músculos mientras exhala simultáneamente.

Esto sería imaginar la tensión y el dolor fluyendo de tu mano a través de las yemas de tus dedos mientras exhalas. Sienta cómo los músculos se relajan y se aflojan y cojean, la tensión fluye como el agua de un grifo. Concéntrese y note la diferencia entre tensión y relajación.

El punto aquí es concentrarse realmente en el cambio que ocurre cuando se deja ir la tensión. Hágalo muy deliberadamente, porque está tratando de aprender a hacer algunas distinciones muy sutiles entre la tensión muscular y la relajación muscular.

Manténgase relajado durante unos 15 segundos y luego repita el ciclo de tensión-relajación. Probablemente notará más sensaciones la segunda vez.

Una vez que entienda los grupos musculares y el procedimiento de relajación de tensión, entonces estará listo para comenzar el entrenamiento PMR completo. Simplemente siga la lista de grupos musculares en la secuencia dada y trabaje en todo su cuerpo. Practique dos veces al día durante una semana. Dedique tiempo adicional, si es necesario, hasta que pueda lograr una profunda sensación de relajación física; entonces podrá pasar al programa de PMR acortado.

En la forma acortada de PMR, trabajará con grupos sumarios de músculos en lugar de grupos de músculos individuales, y comenzará a usar la relajación controlada por señales.

Los cuatro grupos musculares resumidos son:

- Miembros inferiores
- Abdomen y pecho
- Brazos, hombros y cuello
- Cara

En lugar de trabajar con una parte específica de tu cuerpo a la vez, simplemente enfócate en el grupo completo. En el Grupo 1, por ejemplo, enfóquese en ambas piernas y pies a la vez.

Relajación controlada por señales: Usar el mismo procedimiento de relajación de tensión que el PMR completo, pero trabajar con los grupos sumarios de músculos. Además, enfóquese en su respiración durante la tensión y la relajación.

Inhale lentamente mientras aplica y mantiene la tensión. Luego, cuando suelte la tensión y exhale, dígase una palabra clave a sí mismo (abajo). Esto le ayudará a asociar la palabra clave con un estado de relajación, para que eventualmente la palabra clave por sí sola produzca un estado de relajación.

Muchas personas descubren que la relajación controlada por la palabra clave no tiene que depender de una sola palabra; de hecho, en algunas situaciones puede ser más útil utilizar una frase en particular. Algunas sugerencias de palabras/frases clave incluyen:

- Relájate
- Déjalo ir
- Está bien
- Mantén la calma
- Todas las cosas están pasando
- Confiar en Dios, para los creyentes

Inicialmente, debe practicar la forma abreviada de PMR en las mismas condiciones que practicó la PMR completa. Después de una semana de práctica dos veces al día, tendrá suficiente habilidad para practicarla en otras condiciones y con distracciones. O tal vez quiera pasar al proceso final de Relajación Muscular Profunda.

Una vez que hayas aprendido la PMR y estés familiarizado con la sensación de relajación muscular, podrás entonces inducir la relajación sin siquiera molestarte con el proceso de tensión-relajación.

Todo lo que necesitas hacer es usar tu imaginación para pensar y luego relajar los diferentes grupos de músculos usando tu(s) palabra(s) clave. Normalmente esto se hace comenzando por la parte superior de la cabeza y luego trabajando hacia abajo a través de su cuerpo, como si la relajación se vertiera sobre su cabeza y fluyera hacia abajo por todo su cuerpo. Este proceso se llama Relajación Muscular Profunda.

Y, en cualquier lugar, en cualquier momento, usted puede simplemente realizar un rápido "escaneo del cuerpo" para reconocer en qué parte de su cuerpo podría estar manteniendo la tensión muscular y luego, utilizando imágenes y su palabra/frase clave, dejarlo ir.

Hay otros enfoques para combatir el insomnio que también pueden funcionar bien.

Otras técnicas que pueden ayudarle a mejorar sus hábitos de sueño son el control de los estímulos, la intención paradójica y la restricción del sueño. Las tres técnicas tienen que ver con el cambio de sus hábitos y el replanteamiento de su actual forma de pensar sobre el sueño. A medida que duerma mejor, creará asociaciones positivas con el sueño basadas en sus nuevas prácticas.

CONTROL DEL ESTÍMULO

La terapia de control de estímulos deriva de la idea de que una persona con insomnio crónico asocia la hora de dormir y el dormitorio con no poder dormir. La técnica limita la cantidad de tiempo que se pasa en el dormitorio para las actividades no relacionadas con el sueño, con el fin de volver a entrenar al cerebro para que asocie la hora de acostarse y la cama/dormitorio con intentos exitosos de dormir en lugar de con el insomnio. Las directrices generales del control de los estímulos son

- Acuéstese sólo cuando tenga sueño.
- No lea, vea la televisión, coma o haga otras cosas que no sean dormir en la cama.
- Si no se duerme en 15 minutos, salga de la habitación y no vuelva hasta que tenga sueño.
- Si estás despierto por la noche durante más de 15 minutos, sal de la cama.
- Tenga un tiempo de vigilia constante todos los días, sin importar cuánto haya dormido.
- Evite las siestas.

INTENCIÓN PARADÓJICA

La intención paradójica es un enfoque psicológico que se basa en hacer lo contrario de lo que quieres o temes y llevarlo al extremo. Algunas personas que sufren de insomnio pueden seguir sufriendo de insomnio porque temen otra noche de insomnio o porque temen los pensamientos y preocupaciones que acompañan a la hora de acostarse, y su miedo los mantiene despiertos.

La intención paradójica se centra en confrontar, y con suerte, eliminar el miedo para que deje de obstaculizar el sueño. Este enfoque se utiliza también para otros miedos. En lugar de intentar, sin éxito, ir a dormir noche tras noche, trata de permanecer despierto y hacer algo en su lugar. Centrar la atención en otra cosa elimina el miedo a no poder dormir y puede permitirle relajarse y eventualmente irse a la cama.

RESTRICCIÓN DEL SUEÑO

La restricción del sueño se basa en la idea de que las personas requieren diferentes cantidades de sueño, y que a menudo, una persona con insomnio se queda en la cama pensando que dormirá más, cuando quedarse en la cama realmente sólo aumenta la frustración y la dificultad para dormir. La terapia de restricción del sueño reduce la cantidad de tiempo sin dormir que una persona con insomnio pasa en la cama.

Para practicar la restricción del sueño, se determina el tiempo total de sueño promedio manteniendo un registro de los hábitos de sueño durante dos semanas. Si normalmente duerme 6 horas por noche, pero pasa 8 horas por noche en la cama (dando vueltas y vueltas, viendo la televisión, leyendo, mirando fijamente al techo durante las otras 2 horas), la terapia de restricción del sueño sólo le permitirá pasar 6 o 6 1/2 horas en la cama al principio.

Al principio, es posible que no se duerma todo el tiempo, pero gradualmente, el tiempo de sueño debe aumentar. Si continúa teniendo problemas para dormir, el tiempo permitido en la cama se restringe aún más para fomentar el sueño cuando esté en la cama. El tiempo total que pasa en la cama se ajusta a medida que se aclara la cantidad de sueño que necesita.

Y luego está la terapia de luz. Volvamos a visitar el ritmo circadiano y cómo la luz afecta a ese ritmo.

LUZ PARA LA CURACIÓN

El ritmo circadiano es más una función de la oscuridad y la luz que de la hora real del día. La luz brillante puede desalentar la somnolencia, y la oscuridad puede causar somnolencia, de día o de noche. La terapia de luz es un tratamiento utilizado para las personas que sufren de trastornos del sueño del ritmo circadiano. Su cuerpo tiene un reloj interno que le dice cuándo es hora de dormir y cuándo es hora de estar despierto.

Este reloj se encuentra en el cerebro justo encima de un área donde los nervios viajan a los ojos. Esta área se llama SCN. El reloj controla los "ritmos circadianos" de tu cuerpo. Estos ritmos incluyen la temperatura corporal, el estado de alerta y el ciclo diario de muchas hormonas.

La palabra "circadiano" significa que ocurre en un ciclo de aproximadamente 24 horas. Los ritmos circadianos hacen que te sientas somnoliento o alerta a horas regulares todos los días. Algunas personas tienen un trastorno de sueño de ritmo circadiano. Esto hace que su tiempo natural de sueño se superponga con las actividades regulares de vigilia como el trabajo o la escuela.

Entre otros factores, su reloj está "ajustado" por su exposición a la luz brillante, como la luz del sol. La exposición a la luz brillante o "terapia de luz" es un método que se utiliza para tratar a las personas con un trastorno del sueño de ritmo circadiano.

El objetivo del tratamiento de los pacientes que tienen problemas de ritmo circadiano es combinar un patrón de sueño saludable con un reloj interno que se ajuste a la hora correcta. Esto les permitirá disfrutar de los beneficios de un buen sueño.

La terapia de luz puede ayudar a alguien a "reajustar" un reloj que está apagado. Los patrones regulares de sueño ayudan a mantener el reloj en la nueva hora. La fototerapia es sólo una parte de un plan de tratamiento que debe ser guiado por un médico que esté familiarizado con los trastornos del sueño.

El uso de una caja de luz especial puede ser útil.

El procedimiento es no invasivo y simple. El paciente se sienta a pocos metros de un dispositivo similar a una caja que emite una luz fluorescente muy brillante (más de 4.000 lux) durante unos 30 minutos todos los días. Las siguientes personas pueden beneficiarse de la terapia de luz de maneras específicas.

- Trabajadores por turnos. La fototerapia debe maximizarse durante las horas en que están trabajando y minimizarse cuando necesitan dormir.
- Viajeros frecuentes. La fototerapia puede ser útil para adaptarse a nuevas zonas horarias y reducir el desfase horario.
- Pacientes en hogares de ancianos.
- Personas con síndrome de fase de sueño retardado. (Estas personas tienen una tendencia natural a dormirse muy tarde en la noche o en las primeras horas de la mañana, pero luego duermen normalmente).

Todos deben consultar a su médico antes de usar la terapia de luz. Las siguientes personas deben evitarla o usarla sólo bajo la dirección de un médico:

- Cualquier persona con ojos o piel que sea altamente sensible a la luz.
- Cualquier persona que tome medicamentos que aumenten el riesgo de fotosensibilidad.
- Las personas con trastorno bipolar.

El tiempo de la terapia depende del tipo de insomnio o del horario de sueño del individuo. Por ejemplo, en las personas que no pueden dormir por la noche, la terapia de luz por la mañana y la restricción de la luz brillante por la noche pueden ser útiles. Las personas que se despiertan temprano por la mañana pueden beneficiarse de la terapia de luz realizada por la noche, aunque un estudio realizado en 2002 informó de que no tenía ningún efecto en este grupo. Algunas cajas de luz tienen simuladores de amanecer/atardecer que ayudan a determinar el brillo correcto.

Los pacientes suelen recibir la terapia de luz brillante en casa, con el uso de una caja de luz. La caja de luz emite una dosis estándar de 5.000 a 10.000 lux (una medida de iluminación) de luz blanca mientras se está sentado frente a la luz, a una distancia específica, durante aproximadamente 30-60 minutos después de despertarse por la mañana. La fototerapia debe utilizarse siempre dentro de los límites adecuados de intensidad de luz y duración de la exposición.

No se sabe que la fototerapia con luz brillante tenga efectos secundarios importantes. Algunos pacientes han reportado efectos secundarios menores, incluyendo: irritación y sequedad de los ojos, dolor de cabeza, náuseas y sequedad de la piel. Para reducir la posibilidad de experimentar estos efectos secundarios menores, se recomienda comenzar la fototerapia muy lentamente y consultar a su médico antes de usarla.

Finalmente, hay algunos consejos generales que puede practicar y que pueden ayudar con su insomnio.

Las siguientes sugerencias son generales y pueden ayudarte a tener una buena noche de sueño.

- Mantenga un horario regular. Intenta acostarte y despertarte a la misma hora todos los días, incluso los fines de semana. Mantener un horario regular ayudará a su cuerpo a esperar dormir a la misma hora todos los días. No te quedes dormido para compensar una mala noche de sueño; si lo haces aunque sea por un par de días, el reloj de tu cuerpo puede volver a cero y te será difícil dormir por la noche.
- Incorpore rituales para la hora de dormir. Escuchar música suave, tomar una taza de té de hierbas, etc., le indica a tu cuerpo que es hora de ir más despacio y empezar a prepararse para dormir.
- Relájate un rato antes de ir a la cama. Pasar un tiempo tranquilo puede facilitar el sueño. Esto puede incluir la meditación, la relajación y/o los ejercicios de respiración, o tomar un baño caliente. Intente escuchar la relajación grabada o los programas de imágenes guiadas.
- No coma una comida grande y pesada antes de acostarse. Esto puede causar indigestión e interferir con su ciclo normal de sueño. Beber demasiado líquido antes de acostarse puede hacer que se levante a orinar. Trate de comer su cena al menos dos horas antes de acostarse.
- Los bocadillos a la hora de acostarse pueden ayudar. Un aminoácido llamado triptófano, que se encuentra en la leche, el pavo y los cacahuetes, ayuda al cerebro a producir serotonina, una sustancia química que le ayuda a relajarse. Intente beber leche tibia o comer una rebanada de tostada con mantequilla de maní o un tazón de cereal antes de acostarse. Además, el

calor puede aumentar temporalmente la temperatura corporal y la caída posterior puede acelerar el sueño.

- Anote todas sus preocupaciones e inquietudes. La ansiedad excita el sistema nervioso, así que tu cerebro envía mensajes a las glándulas suprarrenales, haciéndote más alerta. Anota tus preocupaciones y posibles soluciones antes de irte a la cama, para que no tengas que rumiar en medio de la noche. Un diario o una lista de "cosas por hacer" puede ser muy útil para que dejes de lado estas preocupaciones hasta el día siguiente, cuando estés fresco.
- Duerma cuando tenga sueño. Cuando se sienta cansado, vaya a la cama.
- Considere la posibilidad de evitar las ayudas para dormir de venta libre y asegúrese de que sus medicamentos recetados no causen insomnio. Hay poca evidencia de que los suplementos y otros "auxiliares del sueño" de venta libre sean eficaces. En algunos casos, existen preocupaciones de seguridad. Los auxiliares del sueño antihistamínicos, en particular, tienen una larga duración de acción y pueden causar somnolencia durante el día. ¡Hable siempre con su médico o profesional de la salud acerca de sus preocupaciones!
- Establezca una rutina calmante para la hora de acostarse que comience 30-60 minutos antes de la hora de acostarse deseada. Evite ver películas tensas o de miedo, u otras actividades altamente estimulantes.
- Encuentre algunas actividades que le resulten tranquilizadoras y que le hagan olvidar las cosas que le molestan. Esto podría incluir el uso de un CD de relajación, leer, tomar un baño caliente, tomar una bebida caliente (como té descafeinado o leche) o escuchar música. Evita el uso de alcohol para sentirte somnoliento - tiende a contribuir a que te despiertes en medio de la noche.
- Más temprano por la noche, antes de acostarse, haga una lista de las cosas que tendrá que hacer mañana o en un futuro

próximo. Una vez que hayas hecho la lista, guárdala y concéntrate en relajarte. Puedes empezar a trabajar en tu lista de nuevo mañana, y tendrás más energía para abordar tu lista si duermes un poco.

- Cuando te despiertas en medio de la noche, PUEDES volver a dormir.
- Haz la visualización. Concentra toda tu atención en los dedos de los pies o visualiza bajando una escalera interminable. Pensar en cosas repetitivas o sin sentido ayudará a su cerebro a apagarse y ajustarse al sueño.
- Salga de la cama si no puede dormir. No se acueste en la cama despierto. Vaya a otra habitación y haga algo relajante hasta que se sienta con sueño. La preocupación por quedarse dormido en realidad mantiene a muchas personas despiertas.
- No haga nada estimulante. No lea nada relacionado con el trabajo ni vea un programa de televisión estimulante (los anuncios y los programas de noticias tienden a ser alertas). No te expongas a la luz brillante. La luz da señales a tu cerebro de que es hora de despertar.
- Levántate y come algo de pavo. El pavo contiene triptófano, uno de los principales componentes de la serotonina, un neurotransmisor que envía mensajes entre las células nerviosas y provoca somnolencia. Tengan en cuenta que el L-triptófano no actúa en el cerebro a menos que lo coman con el estómago vacío y sin proteínas, así que guarden un poco de pavo en el refrigerador a las 3 de la mañana.
- Considere la posibilidad de cambiar la hora de acostarse. Si experimenta insomnio o falta de sueño constantemente, piense en irse a la cama más tarde para que el tiempo que pase en la cama lo pase durmiendo. Si sólo duermes cinco horas por la noche, calcula qué hora necesitas para levantarte y resta cinco horas (por ejemplo, si quieres levantarte a las 6:00 am, acuéstate a la 1:00 am).

Esto puede parecer contraproducente y, al principio, puede estar privándose de algo de sueño, pero puede ayudar a entrenar a su cuerpo para dormir de forma consistente mientras está en la cama. Cuando pasas todo el tiempo en la cama durmiendo, puedes dormir gradualmente más, añadiendo 15 minutos cada vez.

Nuestro capítulo final tratará un problema muy común: los trastornos del sueño en los niños.

TRASTORNOS DEL SUEÑO EN LOS NIÑOS

Muchos niños en algún momento de sus jóvenes vidas tendrán problemas para dormir. No hay nada más frustrante para un padre que un niño que no duerme o que duerme irregularmente. ¿Hay algo que pueda hacer? ¡Claro que sí!

El problema de sueño más común en los bebés, niños pequeños y preescolares es el trastorno de asociación del sueño, a veces acompañado de problemas de sueño entre padres e hijos.

Los niños que tienen este tipo de trastorno simplemente no duermen. Los padres suelen describir a un niño que insiste en ser amamantado para dormir o en que uno de sus padres se acueste a su lado hasta que se duerma. Los padres a menudo no son conscientes de que sus hábitos bien intencionados han creado la dificultad.

El problema se produce cuando el niño se despierta completamente si el padre o la madre u otra condición que ha aprendido a asociar con el hecho de quedarse dormido no está presente. El niño ha aprendido a depender de sus padres para dormirse y puede carecer de las habilidades autocomplacientes necesarias para volver a dormirse de forma independiente.   El trastorno de asociación con el sueño puede provocar despertares nocturnos frecuentes tanto para el niño como para los padres.

El tratamiento del trastorno de asociación del sueño implica dos elementos críticos. En primer lugar, debe comprender el "reloj cerebral" de su hijo o la hora típica de inicio del sueño y de despertar por la mañana. Para ello, puede ser útil que lleve un registro del sueño.

Luego, debe llevar a cabo un período de entrenamiento para que el niño pase de la vigilia al sueño de manera independiente. Para realizar esta transición es necesario que los padres acuesten al niño cuando esté somnoliento, pero aún despierto, es decir, a una hora que coincida con el inicio natural del sueño y no a una hora arbitraria que hayan elegido como hora de dormir.

Incluso cuando el momento es óptimo, la mayoría de los niños protestan cuando se cambia su rutina de dormir. Los padres varían en su capacidad o disposición para permitir que su hijo llore durante breves intervalos durante este período de entrenamiento. Permitir simplemente que los bebés lloren hasta que se duerman es innecesario y potencialmente dañino, especialmente en bebés con síntomas diurnos de ansiedad por separación.

Intente también utilizar un método de intervención retardada. Esto sólo funciona en niños mayores de diez meses. Este método aumenta gradualmente el tiempo que los padres permanecen alejados de un niño que llora a la hora de acostarse, de varios segundos a 2 minutos la primera noche, dependiendo del nivel de comodidad del niño y de los padres, y hasta 5 minutos en las noches siguientes. Cuando vuelven a la habitación después de cada intervalo de ausencia, se aconseja a los padres que tranquilicen al niño sobre la barandilla de la cuna o al lado de su cama, sin levantarlo y sin encender la luz.

Hablar con una voz lenta y tranquila a un niño que está angustiado o enfadado puede ayudar a calmar tanto a los padres como al niño. Después de consolar al bebé durante uno o dos minutos con cariño (por ejemplo, "Estoy aquí contigo, estás bien, bebé dormilón, más despacio"), es posible que el padre o la madre tenga que volver a salir de la habitación mientras el niño sigue llorando. A muchos padres les resulta útil mirar un reloj con segundero durante estos intervalos, porque escuchar a su bebé llorar durante sólo un minuto se siente como una eternidad para muchos padres.

Los objetivos son ofrecer cariño, comodidad y seguridad; mejorar las habilidades de autocontrol del bebé y establecer un límite claro y consistente en cuanto a la ubicación del sueño, suponiendo que los padres decidan que el niño no duerma con ellos.

Para muchas culturas de todo el mundo y para muchas familias de los Estados Unidos, los padres que comparten la cama con sus hijos son la norma y una preferencia personal muy sentida. Esta es una buena opción cuando ambos padres están de acuerdo con ella y se observan las precauciones de seguridad de sentido común. Cualquiera que sea la ubicación del sueño, se recomienda la posición de sueño supino en los bebés.

Los bocadillos y bebidas nocturnas, con excepción del agua, deben evitarse, porque pueden exacerbar las excitaciones nocturnas desde un punto de vista fisiológico y afectar negativamente a la salud dental.

Durante los años de la niñez media, la necesidad de dormir poco, la ansiedad de inicio del sueño y la apnea obstructiva del sueño son problemas comunes. En estos casos, la elaboración de una tabla de sueño es muy útil tanto para los padres como para los médicos si el problema se vuelve persistente.

Cuando se trata de insomnio de inicio del sueño causado por la ansiedad, los médicos preguntarán acerca de las quejas, los temores o las preocupaciones durante el día, lo que puede sugerir un problema de ansiedad más generalizado que justifica la derivación a un profesional de la salud mental infantil.

Se debe explorar la exposición a eventos mediáticos aterradores y a un historial de eventos estresantes como una muerte en la familia o la llegada de un nuevo hermano. En algunos casos, se deben tener en cuenta factores estresantes más graves, como el hecho de haber sufrido abusos sexuales o haber presenciado actos de violencia familiar.

Una causa simple pero común del insomnio de inicio del sueño en los niños es la rumia de cuestiones del día a la hora de acostarse. Este problema a menudo puede resolverse con una pequeña cantidad de atención adicional y una conversación con los padres a la hora de acostarse.

Los niños ansiosos se tratan mejor con una combinación de terapias, incluyendo un enfoque cognitivo-conductual que les permita generar soluciones y obtener el dominio de sus preocupaciones. Por ejemplo, el médico podría decirle al niño: "Los adultos a veces también se sienten nerviosos". Hagamos una lista de las cosas que podrían hacerles sentir seguros y valientes y fuertes".

En los casos persistentes y difíciles, puede indicarse un ensayo de 1 a 3 meses de la benzodiacepina alprazolam (Xanax) de acción corta, junto con la derivación a un profesional de la salud mental.

La apnea obstructiva del sueño se observa hasta en un 3% de los niños en edad preescolar y escolar. Los padres suelen quejarse de que el niño ronca todas las noches en todas las posiciones, quizás peor cuando está acostado de espaldas. Los padres también pueden observar episodios de asfixia o lo que ellos llaman "contención de la respiración" o un patrón de detención de los ronquidos.

Los niños pueden asumir una posición de hiperextensión del cuello durante el sueño. La fragmentación del sueño causada por la apnea obstructiva del sueño puede provocar somnolencia diurna, que se manifiesta en un aumento de la siesta o en el hecho de quedarse dormido en la escuela o al ver la televisión. Alternativamente, los niños pueden mostrar cambios en el comportamiento durante el día, incluyendo hiperactividad, distracción y cambios de humor.

Las causas comunes de la apnea del sueño en la infancia son la inflamación de las amígdalas o las adenoides. Éstas se pueden extirpar en una operación sencilla y dar a su hijo un poco de alivio.

Los trastornos del sueño que hay que vigilar en los adolescentes son el síndrome de la fase de sueño retardado, un trastorno del ritmo circadiano y la narcolepsia.

El síndrome de la fase de sueño retardado es común entre los adolescentes, aunque un cierto retraso en la fase de sueño se considera normal en este grupo de edad. Estos adolescentes suelen describir que se sienten muy despiertos en las últimas horas de la noche, con un retraso en la aparición del sueño hasta las 3 ó 4 de la mañana.

Cuando logran arrastrarse a la escuela, su rendimiento se ve afectado y pueden quedarse dormidos en las clases de la mañana. En consecuencia, el joven a menudo se presenta con fracaso académico, ausentismo escolar o retraso. Su deuda de sueño se acumula hasta el fin de semana, cuando puede dormir hasta la tarde, perturbando aún más su reloj circadiano.

Cambiar un ciclo de sueño retrasado suele ser un desafío. Consiste en fijar la hora de despertarse por la mañana 15 minutos antes cada día sucesivo hasta alcanzar el objetivo deseado. Este procedimiento va acompañado de la exposición a una luz natural brillante o el uso de una caja de luz de alta intensidad (2.500 lúmenes) por la mañana.

Otras medidas que pueden ser beneficiosas para reajustar el reloj cerebral son la minimización de la exposición a la luz de la tarde, un ensayo de melatonina 4 o 5 horas antes de la aparición del sueño deseado, y un corto curso de medicación sedante por la tarde. Normalmente es necesario cumplir estrictamente el nuevo horario de sueño, incluso los fines de semana y los días festivos, para evitar una recaída en los patrones anteriores.

CONCLUSIÓN

El insomnio es un problema común, especialmente en el caso de las personas que sufren de dolor o enfermedad. Se ha demostrado que el insomnio está asociado con diversos problemas de salud, entre ellos la reducción del funcionamiento del sistema inmunológico, el aumento de la irritabilidad, el incremento del dolor, las dificultades de concentración y el aumento de peso.

Afortunadamente, hay muchos tratamientos eficaces para el insomnio. Algunos de los tratamientos se basan en medicamentos, mientras que otros implican el uso de una variedad de técnicas de autocontrol. Investigaciones recientes han demostrado que las técnicas de autocontrol para controlar el insomnio en algunos casos pueden funcionar incluso mejor que los enfoques que utilizan medicamentos.

Después de lidiar con muchas situaciones estresantes durante el día, usted está ansioso por llegar a casa y descansar. Pero cuando te metes en la cama te enfrentas a otro dilema: no puedes dormir. Frustrado, te das la vuelta durante casi una hora, sólo para caer en un sueño agitado. Por la mañana te sientes peor que la noche anterior.

Dormir, como todas las demás funciones del cuerpo, es un "programa" natural que nuestro propio ordenador interno, nuestra mente subconsciente, ejecuta - lo que significa que puede ser restaurado muy fácilmente con medios naturales. El insomnio es sólo un programa temporal que se ejecuta mientras nos sentimos demasiado estresados o fatigados, y así con algunos cambios menores, el sueño natural puede reemplazarlo de nuevo muy fácilmente.

Dormir es una de las funciones más básicas, naturales e instintivas que poseemos, sin embargo, debido al estrés y a los problemas de nuestra vida, este programa puede interrumpirse y evitar que durmamos adecuadamente, profundamente, o incluso a veces en absoluto.

Puede ser extremadamente frustrante estar tan cansado que quieres dormir pero no puedes. El estrés añadido sólo se suma al insomnio causando un círculo vicioso.

Al prestar mucha atención a su vida diaria e identificar las razones por las que no puede dormir, estará en camino hacia una noche más tranquila junto con un sueño rejuvenecedor. Dar algunos pasos hacia la autocuración está dentro de sus posibilidades.

Si intentas las técnicas de autocuración descritas en este libro y aun así no consigues aliviar el insomnio, ve a ver a tu médico. Él o ella podrá ayudarlo con algunos medicamentos que combatirán su problema de sueño y lo pondrán en el camino hacia el país de los sueños.

Si tienes insomnio, no se ha perdido toda esperanza. Puedes superarlo con un poco de reflexión personal y un poco de trabajo.

Entonces puedes disfrutar de dormir toda la noche y despertarte sintiéndote descansado y refrescado.